治病
就是這麼簡單

五音療法與董氏奇穴的絕妙搭配

U0060172

本書內容是梁斯真醫師多年來研究的精華彙集，其內容普遍適用於一般社會大眾；但由於個人體質多少有些互異，若在參閱、採用本書的建議後仍未能獲得改善或仍有所疑慮，建議您還是向專科醫師諮詢，才能為您的健康做好最佳的把關。

推薦序一

　　欣見斯真的書《治病，就是這麼簡單：五音療法與董氏奇穴的絕妙搭配》即將問世。自從她在 2012 年 2 月於香港浸會大學「中醫大講堂」初次發表〈五音療法：無針無藥治療疾病新境界之音樂音波之旅〉，至 2014 年 9 月發表〈五音音波療法：治療奇難雜症驗案篇〉，一直都期盼她能早日匯集五音療法醫案，早日出書，以饗世人。終於，書要問世，令人擊掌不已。

　　斯真是位非常用功的醫師，中學因病巧遇粵籍名醫謝世立教授，成為她進入中醫之門的啟蒙老師。繼之閱讀楊維傑師兄之《董氏奇穴針灸學》有心得，並以身試穴，得到良效。後並親至洛杉磯二次，參加楊維傑師兄董氏奇穴的全修班及高級班，卓然有成。筆者有幸，亦曾與斯真相互討論董氏針灸於廣東中山，並常書信往來，互相砥礪。在書信來往中，曾提到郭嘯天師兄家傳的郭氏針灸，及在臺灣清華大學電機系張翔教授的「針灸與近代科學」課程，都有獨當一面的成就。斯真隨即專赴臺灣，當面請益。這種認真執著，求學向上的精神，令人欽佩不已。

　　音樂療法作為藝術療法的一種，其在心理治療上的作用已毋庸置疑。那麼生理上呢？除了對牛彈琴的笑談，音樂與我們的身體是否發生某種奇妙反應？古人說，最好的作曲家一定是善於調和五行的高手。因為在我們傳統醫學中，五臟可以影響五音，五音可以調節五臟。宮商角徵羽，五音調和搭配，就成

了一套養身大典。五音既可以調節五臟，針灸若能用五音作用於穴道，其療效應該是無庸置疑的。那麼，誰會用五音調整五臟治病呢？

用五音取代金屬的針灸針治病，筆者自己與聞之時，為1974年在《中央日報》閱及魏凌雲教授的〈針灸在法國〉一文，提到法國的拉米（Jean Lamy）的《音波針灸病例》（*Acupuncture: Phonophorèse, technique, clinique*）鉅著。

魏教授對拉米的介紹很重要，全文如下：「拉米既不用針，也不用電。對於針刺，婦孺老弱，難免恐懼。用電需特別小心，如果電流通過心臟，易生危險。拉米用音波，加於穴道上傳進去，對每一臟腑，用一特殊頻率，相當於音樂上的『多、來、米、發、索』，有時用其二次或三次諧音，這種『音療法』，簡單安全。其最大優點，是可用極少數穴道，同時對每一穴道的效用，可以很快觀察出來。在拉米兩厚冊中，包括近四千個病例。在大多數情形，每次僅用一兩個穴道。他是非常講究『補瀉』及『左右』的。並且對於內經中的『母子定律』、『夫妻定律』以及『子午流注』，細心求證。舉例來說，有一位十一歲女孩，得『蛋白尿』症。拉米第一次（早晨八時十五分），音注左足『湧泉』穴，效果並不是很好。三天後，他選在下午五時，作第二次音療，仍用左足湧泉穴，效果立見，尿中蛋白，幾乎完全消失。在患同樣病的其他許多病人中，他如用下午五時至六時（酉時）注湧泉穴，效果都好。根據『子午流注』，在酉時『氣』到腎臟最盛。湧泉為腎臟『井』穴，主瀉。在氣盛時發瀉，陰陽調和，於是疾患爽然若失。不僅拉米，我

治病
就是那麼簡單

發現好多其他法國醫生，對於內經中金科玉律，都讀得滾瓜爛熟。臨床實驗，小心求證，不以『現代醫學』為招牌，拒而不納。這種實事求是的態度，追求真理的精神，使我由衷佩服。」

拉米的書，曹成章教授曾選譯評介出了一本書：《法國鍼灸音樂之商兌》。這本書是斯真的重要參考書之一。而斯真不侷限於拉米的成就，更求自我突破，自創新局。努力於針灸知識外，還要有跨學科的音樂知識及電機知識，自詣苦學，在家人親友及其自己不斷體驗下，終於卓然有成。中國自古以來的音樂和現在有所不同，只有五音：角、徵、宮、商、羽。這五個音階分別被中國傳統哲學賦予了五行及五臟的屬性：木 —— 肝（角）、火 —— 心（徵）、土 —— 脾（宮）、金 —— 肺（商）、水 —— 腎（羽）。這一點，恰恰被中醫利用了。

五音的節奏，可以感染、調理情緒，進而影響身體。在五音治療過程中，使我們的情志與臟器共鳴互動，達到動蕩血脈、通暢精神和心脈的作用。當五音的振動與人體內的生理振動（心率、心律、呼吸、血壓、脈搏等）相吻合時，就會產生生理共振、共鳴。這就是「五音療疾」的身心基礎。

我們都知道正體字中的「藥」這個字，就是「草」與「樂」的結合。五味草藥能符合五樂對身體的影響，就能治病。《說文解字》：「藥，治病艸。从艸樂聲。以勺切。」《說文解字段注》：「（藥）治病艸。玉篇引作治疾病之艸總名。从艸。樂聲。以勺切。二部。」以樂治病，自古皆然。

就傳統中醫的四診而言，其中的「聞診」，在古代，不是聞味道，而是「聽」宮商角徵羽五音。即五音可以治病，聞診是聽聲音，通過音波的振動，與人體共振，加上藥草。音樂的共振，與藥相當，醫者聽五音的頻律做為診斷的標準之一，也可憑五音的頻率變化，知道療病的進退，只惜此法，目前算是失傳。

董氏針灸的起源和設穴規律符合五行、五臟，而董氏針灸的取穴原則和治則也是依據五行生剋的原則來取穴。每一個董氏針灸的奇穴，都直接對應五臟（含六腑）。如明黃、其黃、天黃三穴直通肝；通天、通山、通關三穴直通心；三重三穴直通脾；駟馬三穴直通肺；通腎、通胃、通背三穴直通腎。這個五臟體系的特色，與五音療法的宮商角徵羽的配合，是自然天成。再經斯真的親身體驗，五音療法與董氏針灸奇穴的並用，就能達到「治病，就是這麼簡單」的療效。

值本書出版之際，聊寄個人心得，仍待讀者朋友，細心看完此書，定有豁然開朗之明。

世界針灸學會聯合會・董氏針灸專業委員會會長

王全民 博士
寫於芝加哥西郊龍柏鎮

治病
就是那麼簡單

推薦序二

　　自明清之際，西學東漸，由西方傳教士帶來了西醫的解剖學知識。由於其還原論的本質，西方解剖學是透過屍體對其神經、血管、骨骼、肌肉分門別類、各自展開研究。例如，神經又繼續分化為中樞與周圍，自主與非自主，感覺與運動；血管也分化為動脈與靜脈等。殊不知活人與死人最重要的區別乃在於後者之骨骼、肌肉雖仍在，但其神經、血管已停止作用！而中醫的經絡系統正是描述活人之所以能「行氣血、調陰陽」之神經血管叢（neurovascular bundles）及其分支的網狀系統！故以現代表述而言，經絡系統之所以可行「氣」應與神經叢高度相關，而經絡系統之所以可行「血」則與血管叢高度相關，但是氣、血就中醫而言，必須視為一體，合起來研究與對待，千萬不得如西醫之解剖學般地分開來談！這也是想以西醫之學來闡釋中醫經絡實質時，往往不得其門而入，或入寶山而空回，甚或詆毀中醫之主要原因。

　　若要追究中醫與西醫之不同，實如梁醫師斯真所言，必須透過哲學的高度來理解中國與西方之不同。例如中國哲學講求「天人合一」、「天人相應」，而西方哲學卻是「天人相分」、「人定勝天」。他們忘了「天定」亦可「勝人」之理。《黃帝內經》充分體現了「天人合一」精神於人身之上，而梁醫師斯真便是以《黃帝內經》為基礎，無針無藥，透過五音刺激經絡，促進身體自我修復，以達致陰陽平衡，回復健康。本書作者並

透過百例醫案說明五音療法與董氏正經奇穴如何配合治療，此一發明，有其療效和特色。

　　然而此療法的治療結果取決於正確之診斷及取穴之精、準。如俗諺所云：「針多氣亂，釘多船爛」。梁醫師卻毫不藏私，將多年心得於書內詳細道出，可謂傾囊相授，卻謙沖自稱此作為引玉之磚，實為俠義之舉！而其為發揚中華醫學之瑰寶所付出之心血，實令人敬佩！吾雖不能至，然樂為之序。

國立清華大學電機工程學系

張翔 教授

推薦序三

　　喜讀梁醫師斯真新作《治病，就是這麼簡單：五音療法與董氏奇穴的絕妙搭配》一書，概念一新，讀後如沐春風。

　　該作彰顯新意，可讀性強，應用範圍廣泛。可謂對特定病種的「三無療法」，即無針、無痛、無毒副作用。用於畏針、畏痛、畏藥的「三畏」患者常見病。此法扎根於董氏奇穴之定位與應用。董氏奇穴在經與穴位之外，又是一個新發展。作者對自然療法有所創新，適合普羅大眾對健康的需求。

　　該書的思維主軸源於對中醫理論之積澱；《黃帝內經》已有五音治療的記載，它啟迪了作者的試探、實踐、歸納、總結，再實踐的過程，厚積之後，始成書付梓。

　　余執教、臨床治療歷數十載，喜見對中醫基本理論的發展，又用於保障人們的健康踐行者，可貴又在於臨床基礎上對提升中醫理論作了試探，同行者皆具此志，中醫學將陽光普照、人才輩出，共同發展中醫藥事業是為我輩的擔當，是為簡序而賀之。

廣州中醫藥大學內科呼吸專科

謝世立 副教授

寫於廣州中醫藥大學寓所

前言

當今社會以西方醫學為主流、為科學,用西藥治病,更是不少病患者治病時的首選。然而劉為民博士和 Robert S. Mendelsohn 都曾指出,當西藥治好一種疾病後,西藥的副作用往往會給病人造成更多疾病[1],對此筆者也持相同意見,這是西醫界普遍不願意說出來的。而中華醫學卻往往被誤解為療效慢、只能治療慢性病、不科學,當中針灸更被不少人誤以為只能治療痛症,亦有不少民眾因十分畏懼針灸之入侵性及酸、麻、脹、痛、痹的感覺而抗拒針灸治療。同時,中草藥包含農藥、重金屬或成藥不按正規法則炮製等新聞不時出現。在二十一世紀的今天,人們對各式各樣的食物安全都感到憂慮,自然對中草藥的安全情況表示關注。

其實「是藥三分毒」,如果疾病能不靠吃藥、不靠打針就能夠治癒,這是何等美妙和理想的事情!

有見及此,筆者以中醫理論為基礎,利用傳統的智慧結合現代科技、創新的概念、以人為本的精神,研究出一種嶄新的「五音」治療方法。藉以証明中華醫學的優秀之處,及彰顯出涵蓋哲學、藝術、科學於一體的「天人合一」、「天人相應」之獨特中華醫學文化。

臨床證明「五音療法」可在非入侵性、無針、無藥、無痛、安全、無副作用的情況下,達到不單能夠有效地治療慢性病,

而且對治療急症也同樣可以做到立竿見影的療效。這絕對是符合現時提倡綠色環保的自然醫療，除了能夠讓更多患者受惠於這種讓人安心、有效、標本並治的自然療法，同時也為醫者帶來一個安心的工作環境，避免醫療事故的發生。

近幾年，筆者將研究之五音療法於香港浸會大學網站「中醫大講堂」之專家論壇專欄內發表文章作介紹，亦曾在「世界針灸學會聯合委員會‧董氏針灸專業委員會」成立大會上發表演說，不少醫師都十分感興趣。有見及此，筆者決定將其理論、技術簡介、醫案及心得彙集成書，讓更多人認識這種獨特的五音療法。由於中醫經過幾千年的發展，早已奠下完整的理論，留下眾多經典書籍可供學習，故中醫理論本書只作簡要概述，不作長篇論述。反觀細述醫案的書籍並不多，但臨床治療經驗卻對醫者非常重要。在多年的臨床經驗中，五音療法結合儀器，以音頻代替銀針而達到針灸療效，不但安全而且療效顯著，是治病的另一好選擇。

五音療法於中國古代雖然有所提示，後人卻鮮見應用。近代偶見有用音樂作治療者，但都是以聽音樂為主，作為紓緩、輔助治療，而完全無針無藥，以五音療法作為治療疾病目的之醫者，到目前為止卻未有所聞。筆者剛開始研究五音療法結合儀器，以音頻代替銀針而達到針灸療效時，除了要運用針灸知識之外，多少還需要一些跨學科的音樂知識及電機知識，在沒有任何指導的情況下，研究過程的確很困難。而且所有推論還需要進行一連串的實驗證實，幸得到家人、眾兄弟姐妹、親友的鼎力支持、參與實驗，加上自己不斷親身體驗，才得以成功，在此深深感謝他們的支持！

同時，本書完成之際，非常榮幸獲得美國著名醫師、世界針灸學會聯合會‧董氏針灸專業委員會會長王全民博士，以及兩岸著名學者國立清華大學張翔教授、廣州中醫藥大學謝世立教授為本書寫序，在此亦深表感謝！

接下來，本書會先向讀者介紹用於建立五音療法之中醫基礎理論，而五音療法是透過經絡的調整治療，來達致身體陰陽平衡，恢復健康。因此本書隨後會簡單介紹古今對經絡的研究，以及五音的由來，透過百例醫案說明五音療法之療效和運用方法。首度毫無保留地公開如何取得有效治療的方法，為你解開正確診斷、選穴精、取穴準的祕訣。同時介紹與五音療法並用、有別於十四經的董氏奇穴。

目前不少診所求診的病人以痛症占大部分，根據 2010 年香港教育學院心理學系的調查研究，發現香港逾 30% 中年人有疼痛問題[2]。而痛症者往往關節都有錯位，因此矯正關節錯位是必要的，故書中也淺談了正骨與內科的關係。

雖然筆者才疏學淺，願將五音療法的百例醫案，於書內詳細寫出，希望為眾讀者提供詳盡的參考資料，並作引玉之磚。同時再次介紹董氏奇穴，希望這一塊寶在眾學者中發光發熱，幫助更多有需要的病人，同時亦希望讓大眾透過本書認識和了解五音療法，以便在求醫時可獲更多的醫療選擇。

目錄

第二篇 五音療法百選案例

治病
就是那麼簡單

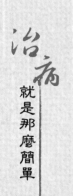

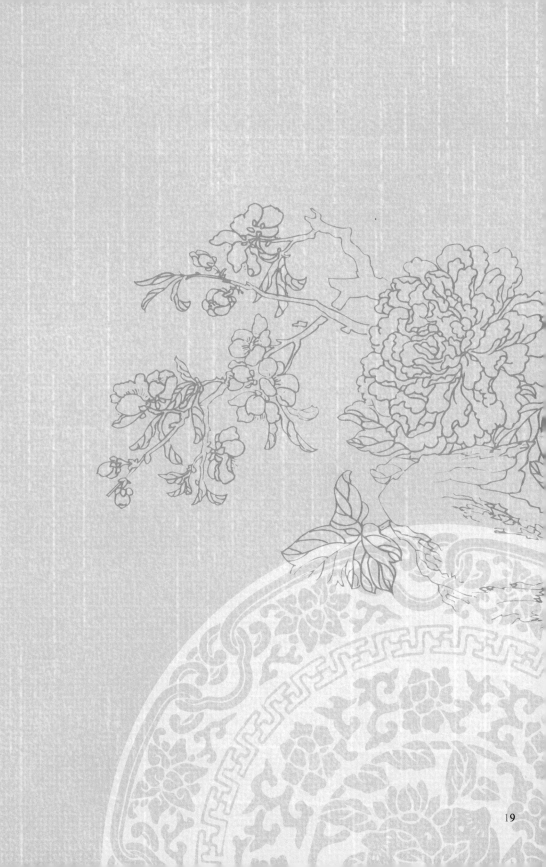

第一篇

五音療法與董氏奇穴

第一章

我的習醫之旅

記得筆者還在讀幼稚園的時候,每天放學回到家裡的時候,見到父親的第一句話是:「爸爸,今天我頭暈和肚子痛。」筆者自幼體弱多病,童年時的身體每天都處於這樣的狀況。雖然每次生病都是找當地名醫診治,但除了患感冒之外,幾乎所有疾病都得花一、兩年的時間才能治癒,情況實在令人沮喪。

筆者中學畢業後,在一次旅遊中患病,當時為筆者治療的是中醫師謝世立教授。謝教授認為筆者頗有習醫天分,他不但把筆者的病治好,還成為筆者學習中醫的伯樂兼啟蒙老師。在他的教授和指導下,筆者踏上了習醫之路。

最初習醫以傳統的中醫學為主,但因一次契機讓筆者開始研習「董氏奇穴針灸學」。筆者的哥哥是一位教授,他收藏了很多醫書,某次筆者去探望哥哥的時候,他讓筆者挑選喜歡的醫書帶走學習。於是筆者便挑選了好幾本,當中楊維傑老師所寫的《董氏奇穴針灸學》有別於傳統針灸,扎針的穴位雖少,卻能達到極高療效,令筆者印象深刻,於是拿回去後便開始依書自學。

上天好像有意讓筆者學習董氏奇穴針灸,在開始自學董氏奇穴的頭幾個月裡,筆者患上了不同的疾病,一病剛康復接著又生病了。令人驚喜的是董氏奇穴的治療效果立竿見影,如湯潑雪,筆者每次都能夠在五天內,自己用董氏奇穴針灸將疾病治癒。而在從前,尋求醫生治癒這些疾病時所需要的治療時

間，往往是以年來計算。筆者此時感恩之心難以言喻——既感恩上天給予機會，讓筆者能在患病中學習和親身體驗簡、易、效的董氏奇穴針灸，亦感恩董景昌先生把家傳絕學傳予世人，使世人從此患病能迅速恢復健康。另一方面，這些自治的經歷給了筆者動力去學習董氏奇穴針灸，亦加強了筆者學習的信心。

　　筆者在自學董氏奇穴針灸的過程中，縱然掌握了基本的董針理論、針灸方法，但始終無法完全理解其深層理論，亦未能真正明白個中奧妙。由於董公早已仙遊，於是筆者便開始尋找董氏奇穴針灸的嫡傳弟子，希望跟隨學習以提升針灸醫術。早年的資訊沒有現在發達，筆者用了多年的時間追尋，終於有幸得知董氏奇穴針灸第一代的嫡傳弟子——「世界針灸學會聯合會‧董氏奇穴針灸專業委員會」會長王全民博士——開班授課，於是便跟隨王老師深入學習董氏奇穴針灸。王全民老師知識淵博，不但非常尊師重道，而且毫無保留地把知識傾囊相授於後學。王老師經常在百忙中抽空寫信教導和鼓勵筆者，讓筆者獲益良多。筆者其後再前往美國跟董公的另一位嫡傳弟子——楊維傑教授——學習。楊教授知識淵博，曾於世界各地講學。在跟隨兩位老師學習後，筆者在理解董氏奇穴針法深層奧祕之餘，運用時亦能夠有更大的發揮。筆者多年來亦先後遠赴世界各地跟隨多位名師學習各門絕學，揉合各門派的知識及獨特醫術，在臨床治療中為病人帶來顯著療效，可見學習時有良師的傳承是何其重要！

　　雖然董氏奇穴針灸十分有效，然而不是所有病人都能接受針灸治療的方式，還是有部分病人非常畏懼針灸。究竟如何發揚董公的精神，讓董氏奇穴無論有針或無針都可以得到最大的

發揮，讓非常畏懼針灸的病人，也同樣可以受惠於董氏奇穴的高效治療呢？

這促使筆者萌生起研究五音療法以音頻代替銀針而達到針灸療效的想法。研究的靈感和概念是源自法國西醫學博士 Dr. Jean Lamy 的一項二十世紀五、六〇年代的研究，他運用中醫的理論及穴位，以音波（即音頻）代替銀針而達到針灸療效，療效優良，在毫不排斥外國醫學的法國社會引起業內關注。

雖然 Dr. Jean Lamy 以此五音療法治療疾病的時候，病人還需要同時服用其他藥物[3]。但以一位外國醫生能夠如此善用、妙用、活用中華醫學之瑰寶，實在令人非常欽佩。同時也令筆者感到汗顏，外國醫生尚能如此善用我們先賢的智慧，作為中華後人的我們為何卻不能為之？

因此，筆者決心鑽研五音療法，最終研究出與 Dr. Jean Lamy 的五音療法有所不同、能讓病患在無針、無藥的情況下治療痊癒的五音音頻（音波）療法。筆者希望這一項研究，能讓更多病患在不需經用針或服用其他藥物的情況下重獲健康。

第二章 中醫學的過去與現在

一、中醫學與中國文化的關係

　　中國傳統醫學歷史悠久，除了漢族醫學，還有藏族醫學、苗族醫學、蒙古族醫學、瑤族醫學、朝鮮族醫學、傣族醫學等民族醫學。但以漢族醫學為主流，基本理論包含氣、陰陽、五行，其核心內容為臟腑、經絡，診斷為四診合參，治療之特點為辦證論治。早在二千多年前，春秋戰國已有相關文獻記載，當中以《黃帝內經》最為人熟識。另外歷代鉅著如《難經》、《傷寒論》、《金匱要略》、《神農本草經》等，及名醫扁鵲所研究的「望、聞、問、切」四診之診療方法，亦一直承傳多年沿用至今。

　　中華醫學博大而精深，不少醫學知識都是源於中國的傳統民間智慧，是由先賢的經驗一點一滴累積而成的。所以中醫學的發展實在與中國傳統文化緊密相連，息息相關，以下筆者將概論中國文化與中醫學的關係。

● 多元文化下的中醫學

　　中國文化是一個多元的文化，由中醫學涵蓋哲學、藝術、科學於一體而可見一斑。首先，中醫講求「天人合一」、「天人相應」之哲學思想，整體宏觀地查找病因、進行施治，具體地表現了中醫學乃屬中國哲學之一面。其次，古有神農嘗百草，及至今很多中醫師都會在自己身上扎針體驗針法與療效，

反映了中醫學具中華人性文化的一面，同時亦充滿著科學的實驗精神。再者，中醫的治療講求「因時、因地、因人治宜」，能夠根據每個病患不同的體質、病情、時間、氣候、環境，宏觀、整體地作定病、定性、定量來治療，反映了中國獨特的科學觀。因此同一種病有多種不同的治療方法，並無單一公式，是科學也是藝術。這是優點也是缺點——缺點是因為治療疾病無法公式化，所有的治療都因人而異。所以治療疾病時，非常倚賴醫師個人的知識和經驗，因此能有良師作臨床指導以及把知識、醫術作傳承，更顯得相當重要。

● 重人的文化，天人合一

中國傳統文化的特點在於重人的精神，相信人能上通於天並下達於地，做到天地人融和之境界，達至「天人合一」，此精神滲透於不同的哲學思想中。如傳統道家思想主張天是自然，人是自然的一部分。莊子亦曰：「天地與我並生，萬物與我為一。」加上儒家中也有「天人合一」、「天人合德」的闡述。在各傳統哲學思想的影響下，重人的精神塑造出以人為本的文化面，展現在中醫學上就是《內經》所指的「天人相應」，要考慮陰陽、五行等自然客觀的存在，去為人體作全面的調和，達致陰平陽秘。治病時不單以消除病痛為目標，是以固本培元為重，標本並治為要。

五行學說為人體與外界環境之間的互相關係，把五臟與季節、五氣、五色、五味等自然界各種因素連繫一起，例如肝主疏泄，藏血，主筋，開竅於目；五行屬木，五色屬青，木喜條達，具有春天之升發的生機；亦主風，所以凡病見搖動震顫都與風有關，即與肝有關，治療當以疏肝平風為主。用藥、用膳方面，則酸味入肝，故有舒肝之效。

● 學術文化之自由精神

　　儒家精神重視會通全盡之道，應為天下之道殊途同歸；道家思想追求自由精神，這都影響著傳統中國學術文化主張富於寬容博大之自由發展，而非箝制他家學術發展。故在傳統中醫的發展史上，多個學派百花齊放，除主流醫學外，民間亦衍生多種醫學智慧。反觀近年來，各地政府主張傳統中醫規範化，以學院制度規範中醫師的執業資格，把非主流的醫學門派排出於體制之外，雖然原意乃出於加強監管，但實在有違傳統文化中，和而不同的精神及學術之自由精神，亦令多種傳統民間智慧逐漸失傳，令人惋惜。

　　回顧過往中醫未有規範化時，涉及中醫之醫療事故並非很多。而理論上中醫行醫之手法，在規範化後並沒有太大的改變，更不見得有了法例規管，就沒有或者減少了醫療事故。由此可見，規範化只會箝制中醫發展，最後受害的還是病人。

　　中醫學集傳統中國文化精神之大成，與西醫學截然不同。若要刻意模仿西方醫學的發展方向，恐怕最終會迷失自我，失去其獨特光芒。始終中國人的醫學，需要符合中國的文化特質才能發揮至極致，故筆者認為有必要開放現行體制，讓更多傳統民間醫學得以保存下來。

二、用科學精神研究經絡

　　中醫學認為經絡是人體中，聯絡身體四肢，運行氣血的通道。大者為經脈，經脈的分支為絡脈。中醫學認為血行脈中，氣行脈外。人的生機，是靠氣血而維持。由於無法在人類屍體解剖中找到證實經絡的存在實證，因此西方主流醫學認為

經絡並不存在。那麼，經絡究竟是什麼，它的存在有沒有科學根據？

● 研究之路

早在公元 16 年，漢代王莽將逮捕的叛黨王孫慶以醫學研究的名義作活體解剖，用細小的竹片插入活體，但只發現血管，血管與經絡卻不吻合。據說古代中醫從此放棄解剖人體去尋找經絡，不過此舉卻成為中醫最早的解剖學。[4]

1963 年北韓科學家金鳳漢發表了論文，宣稱找到了經絡，命名為「鳳漢管」和「表層鳳漢小體」。這一發現震驚全世界的醫學界，於是日本大阪市立大學醫學部副教授藤原知組織了研究小組，進行重組回溯性實驗研究，但卻無法發現「鳳漢管」和「表層鳳漢小體」。奧地利的組織學權威 Von Kellner G 在做了同類研究之後，也認為「鳳漢小體」只是一種胚胎發育期殘留下來的小器官而已。[5]金鳳漢由於無法拿出具體證據來證實自己的學說，最後跳樓自殺，令人唏噓。[6]

1989 年，中國的祝總驤教授透過電子學、生物化學、生物物理、聲學和形態及動植物等多種學科檢測和獨特的實驗法，提出「經絡是多層次、多功能、多形態立體結構的調控系統」的理論。[7]

1996 年鄧宇等提出的「分形分維的經絡形態及解剖結構」（非間隙經絡，細胞充填的非管經絡），「自身調節──細胞（群）社會學──體液神經」分形經絡等。[8]

日本的藤田六郎、高野千石以及中國的瞿養剛、吳善令、張維波等學者提出「經絡的體液通道論」，而張維波教授更在

其 1997 年的著作中提出「經絡是一種存在於組織間質當中、具有低流阻性質、能夠運行組織液、化學物質和物理量的多孔介質通道」。[9]

二十世紀九〇年代，上海復旦大學的費倫教授帶領研究小組，研究骨間膜的結構，從而推論「經絡現象是人體內各種生命物質之間相互作用之複雜活動的綜合反映。」[10]

中國福州大學生物工程研究所饒平凡教授以及劉樹滔教授、周建武教授、柯李晶博士、郭靜科博士等人在 2009 年刊登研究結果，描述透過用螢光染劑查找生物體內的活性氧化物分布，成功在白老鼠腹壁肌層上顯示出完整而清晰的線條圖案，對應人體的任脈線路、腎經線路、胃經線路與脾經線路。[11]

臺灣國立清華大學電機系學者張翔教授，2009 年以中醫理論為基礎，實驗為主、數學及邏輯理論為輔，並以跨學科的方式研究傳統中醫之經絡實質、針刺機制。他提出經絡是由神經血管叢所組成，而神經叢多與氣相關，血管叢則多與血相關，只有在活體才能呈現，屍體解剖無法顯示其功能。人體扎針後引起局部組織輕微受傷，受傷的刺激使電流改變了局部容抗和感抗的大小。由於神經血管叢的網路位及全身，故以針刺刺激穴位時，透過經絡可以調整全身之氣血。[12]

另外，張教授通過針灸實驗建立分形連續體渾沌波理論（chaotic wave theory of fractal continuum），並以此為基礎證明中醫為一種動態醫學（dynamical medicine）。印證血壓本屬隨機場（random field），隨時隨地均動態變化，所以用當今血壓量取法會產生極大誤差。同時，張教授提出人體的血壓是一個有關血液如何分布的問題，而非壓力的問題。[13]

張翔教授之創新研究理論與研究結果，對西方主流醫學的神經、血管生理提出挑戰，讓我們能夠重新評估西方科學中近代物理及神經、心血管科學的基本信念，進而成功地引證中醫比西醫更為合理，更加接近事實。[14]

● 拜訪張翔教授

筆者於 2015 年 3 月專程前往臺灣國立清華大學拜訪張翔教授。張教授把人體針刺後引起局部組織輕微受傷的現象，形容為如在水中投下一塊小石，隨之泛起一片漣漪，以此比喻一根小針刺激穴位時，身體氣血所引起的變化。而由神經血管叢形成的經絡正也包含著氣血，刺激使電流改變了局部容抗和感抗的大小。一片漣漪的震盪所起的改變，修正了陰陽、氣血失衡的狀況，使身體得以回復平衡。

張教授在課堂上經常以「一針療法」來引證此論點，他分享在課堂上的一次經歷。一天，有兩位學生因玩樂過度，令他們的精神亢奮得兩天也睡不著覺；而另外兩位學生則因疲勞過度怎麼也睡不夠，上課沒精打彩。張教授給這四位學生各扎了一針，然後對精神過度亢奮的兩位學生說：「如果你們覺得睏了想睡的話，伏在桌子上睡就可以了。」不一會兒，那兩位學生伏在桌子上睡著了，睡得很香，三個小時的課堂中便睡了兩個半小時；而因疲勞過度怎麼也睡不夠的另兩位學生，卻能精神飽滿地聽完課。一根小針刺激同一穴位，卻雙向地修正了陰陽、氣血失衡的狀況，達到所需的治療效果。

總結而言，這次拜訪過程愉快，並讓筆者留下深刻的印象。張翔教授睿智、博學多才、觸覺敏銳，且十分謙虛，令人敬重。他的漣漪論給筆者帶來很大的啟發，更確立了很多東西回到基本就好這一觀念，治病並不困難。而筆者亦有幸能與張教授交流及討論對經絡的理解，過程中有論及筆者提倡的五音療法——透過儀器將五音音頻刺激導入人體穴位作無針針灸，能讓音頻順著經絡行走，調和氣血改變失衡狀態，使臟腑功能達至陰陽平衡恢復健康。而五音音頻導入穴位後，其刺激在經絡循環相貫無端之傳導[15]，修正了陰陽、氣血失衡的狀況，正與神經血管叢組成經絡的理論相吻合。

運用穴位、經絡作治療，筆者與張教授都異口同聲地說：「治病，就是這麼簡單！」

在此，筆者感謝張翔教授對中華醫學作出的貢獻。

五音療法與董氏奇穴

一、五音療法與中醫的關係

　　中醫本來就是一種自然療法，而五音療法以中醫理論為基礎，無針無藥，透過五音音頻（音波）刺激穴位運行經絡來調整氣血，促進身體自我修復，達致陰陽平衡，實為自然療法的一種。早在兩千多年前，中醫的經典著作《黃帝內經‧靈樞‧五音五味篇》已經有五音治療疾病的記載。所謂五音，即是：宮、商、角、徵、羽五種不同的音階。《靈樞‧邪客》曰：「天有五音，人有五臟；天有六律，人有六腑。……此人之與天地相應也。」脾應宮，其聲漫而緩；肺應商，其聲促以清；肝應角，其聲呼以長；心應徵，其聲雄以明；腎應羽，其聲沉以細，此為五臟正音。不同的音樂，對臟腑功能的亢奮或消退都不一樣，所以用不同音階可以治療各種不同的疾病。

　　《素問‧金匱真言論》亦指出五音——宮、商、角、徵、羽——與五臟——脾、肺、肝、心、腎——相通，與五行相應。即是肝屬木，其音為角；心屬火，其音為徵；脾屬土，其音為宮；肺屬金，其音為商；腎屬水，其音為羽。

　　《黃帝內經‧素問‧陰陽應象大論篇》曰：「人有五臟，化五氣，以生喜怒悲憂恐。」中醫認為情志活動與臟腑有密切關係，情緒失調直接對臟腑造成影響和損害。五志分屬於五臟：喜、怒、悲、憂、恐。心的情志為喜，肝的情志為怒，脾的情志為思，肺的情志為憂，腎的情志為恐。暴喜生心火傷心，怒傷肝、思傷脾、（悲）憂傷肺、（驚）恐傷腎。所以人們能感

覺到，悅耳的聲音能使人心情舒暢，噪音卻令人心情煩躁。古人以聽各種不同的音樂來調整心境，達到平衡陰陽，調節臟腑。當中「宮」音為五音之主、五音之君，統帥眾音。宋朝張炎《詞源・五音相生》曰：「宮屬土，君之象……宮，中也，居中央，暢四方，唱施始生，為四聲之綱。」同樣地，宮所對應的脾土為「後天之本」，脾主中州，居中土之位，運化四方。

《靈樞・五音五味篇》內提到五音調和五臟及經脈之氣的重要作用，把五音所屬各種類型的人，從性質和部位上詳細解說了它和臟腑陰陽經脈的關係，同時指出在治療方面所取的經脈。因此，當五音音頻刺激直接導入穴位行走於經絡之時，五音與五臟對應的親和感，對臟腑發揮了調節、治療及養生的功效。

二、宮、商、角、徵、羽的由來

宮〔gōng〕（1 do）、商〔shāng〕（2 re）、角〔jué〕（3 mi）、徵〔zhǐ〕（5 sol）、羽〔yǔ〕（6 la）五個音，是由春秋時代之「三分損益法」計算而來。

《管子・地員篇》曰：「凡將起五音，先主一而三之，四開以合九九，以是生黃鐘小素之首，以成宮；三分而益之以一為百有八，為徵；不無有三而去其乘，適足以是生商；有三分而復於其所，以是生羽；有三分而去其乘，以是生角。」

其意思是取一根竹管用來定標準音，長 81 為單位，定為「宮音」。三分損益法即將長度分三份，三分損即是長度縮減 1/3，而三分益則是長度增加 1/3。將「宮音」81 分成三份再加 1/3 份，得到 108，定為「徵音」。將徵音的竹管長度108 乘以 2/3，由此得到 72，定為「商音」。將商音 72 乘以

4/3，得到 96，定為「羽音」。羽音 96 乘以 2/3，即得 64，
定為「角音」。

後來，再加上二變 —— 變宮：宮的低半音，即（7 si），
和變徵：徵的低半音，即（4 fa#），亦有另一說法指變徵為
角音上一律之音，即清角（4 fa），稱為七聲或七音。《通典》
曰：「五聲為正，二聲為變，變者和也。」

五音對應五行、五臟，十四經絡與宮、商、角、徵、羽五
音加二變就成了完整的對應。十二經絡其中三焦相火，在洛書
九宮圖裡屬坤，為火中土，對應變宮，其餘經絡皆與五音對應。
Dr. Jean Lamy 對此解釋則為三焦理氣血循環，胃將食物轉為
能量，而氣由胃的能量而來，故以變宮配三焦。[16]

任脈為諸陰之會，督脈為諸陽之會，與二變對應。而任脈
與變徵（4 fa#）相對應，督脈則和變宮（7 si）相對應。因為
人體的氣血也分陰陽——血為陰，為氣之母；氣為陽，為血之
帥。陰火生陽土，陰陽互根。

國際高音頻率表

頻率：單位為赫茲 Hz（0 為中央 C）

八度 音名	0	1	2	3	4	5	6	7	8
C	16.35	32.7	65.41	130.81	261.63	523.25	1046.5	2093	4186
C♯/D♭	17.32	34.65	69.3	138.59	277.18	554.37	1108.7	2217.5	4434.9
D	18.35	36.71	73.42	146.83	293.66	587.33	1174.7	2349.3	4698.6
D♯/E♭	19.45	38.89	77.78	155.56	311.13	622.25	1244.5	2489	4978
E	20.6	41.2	82.41	164.81	329.63	659.26	1318.5	2637	5274
F	21.83	43.65	87.31	174.61	349.23	698.46	1396.9	2793.8	5587.7
F♯/G♭	23.13	46.25	92.5	185	369.99	739.99	1480	2960	5919.9
G	24.5	49	98	196	392	783.99	1568	3136	6271.9
G♯/A♭	25.96	51.91	103.83	207.65	415.3	830.61	1661.2	3322.4	6644.9
A	27.5	55	110	220	440	880	1760	3520	7040
A♯/B♭	29.14	58.27	116.54	233.08	466.16	932.33	1864.7	3729.3	7458.6
B	30.87	61.74	123.47	246.94	493.88	987.77	1975.5	3951.1	7902.1

治病
就是那麼簡單

三、古今融合的五音療法

筆者現應用的五音療法，是根據陰陽五行理論和五音對應，用宮、商、角、徵、羽五種不同的音調來治療疾病。五音分屬五行對應五臟，宮脾土、商肺金、角肝木、徵心火、羽腎水。在詳細分析病人的病情後，針對病症所發生的臟腑、經絡，結合陰陽五行之間的相生相剋關係，選擇相應的五音，透過儀器轉化為不同的音頻刺激，把五音輸入董氏奇穴穴位，代替銀針對病人進行各種疾病的治療，當然也可以採用十四經穴位作治療。而在臨床上，董氏奇穴的療效以簡、易、效著稱，運用於治療的時候，除了去病邪之外，同時亦能固本培元。

其實，五音療法不僅是一種病理治療，還是一種能自然和諧地增強身體免疫力的保健方法。而五音相應的五行也象徵著大自然時空變化的規律，與人體結合時體現為「樂與人和」、「天人合一」。五音療法旨在給予人體不同頻率之刺激，其刺激在經絡循環相貫無端地傳導，同時，音樂的和諧振幅與臟腑產生親和感，調和人體的氣血、經絡循環、達致陰陽平衡的健康狀況。因此，五音療法在「樂與人和」之後，能迅速使人體各臟腑功能恢復，達到治療各種疾病的理想效果，療效絲毫不比針灸遜色，更加是綠色的醫療，人體理想的自然免疫療法。

用儀器將五音導入人體不同穴位，代替傳統金屬針，同時運用子午流注，配合人體氣血循環的時間，無痛、非侵入性地調和陰陽、氣血，使患者的身體得到平衡，並在輕鬆、舒適、安全及無痛的狀況下回復健康。在無須用針用藥、零汙染的情況下，只要斷症正確、選穴精、取穴準，治病即可達致最佳療效。這對病患，尤其是懼怕針刺的病人來說，多了一種優良的治療方法可選擇，無疑是福音。

這種五音療法取穴的準確度比針灸要求更高，如果對不準穴位，五音音頻是無法導入穴位並行走經絡，故病人將完全感受不到穴位刺激的感覺。人體的經絡有如一條通道，聯繫著各個臟腑。「經脈者，所以能決生死，處百病，調虛實，不可不通也」[17]。基於經絡是由神經血管叢組成，及神經血管叢的網路位及全身的理論[18]，所以經絡有「經絡相貫，如環無端」的特性[19]。當儀器發出連綿不斷的音頻刺激，透過穴位導入了經絡並產生親和感，順著經絡通道高速運行，迅速地調整全身之氣血、修正了陰陽、氣血失衡的狀況。

所以我們往往能在治療中的短短幾分鐘內，看到應用此五音療法的病者，臉色由晦暗轉為正色明潤或紅潤有光澤，甚至臉上皺紋減淡。這是五音療法透過經絡治療後，達致通經脈、調和氣血、平衡陰陽的效果。治病的同時並調理五臟六腑，是由內至外體現出來的具體及實際表現，充分體現了「蓋有諸內者，必形諸外」之理論[20]，這就是此五音音頻療法的原理及基礎。

然而，五音療法的治療結果取決於以下三點：

一、診斷正確
必須準確判斷是哪個臟腑或經絡出了問題而引起疾病。

二、選穴精
即是穴位要有靈活精確的配伍。

三、取穴準
因為如果對不準穴位，五音是無法導入穴位。

治療時一般取四個穴位之內，最多不超過八個穴位。中醫有句話說得很好：「針多氣亂，釘多船爛」。有如窄窄的馬路上同時有太多汽車在行走，不是很容易造成交通混亂，而導致交通意外發生嗎？也就是說，同時取太多穴位，氣在體內亂竄，反而效果不好，因此選穴貴精不貴多。

如能做到以上三點，自然手到病除。

五音療法──治病，就是這麼簡單！

● 本五音療法使用儀器時的禁忌和注意事項：

患有心臟病、心臟植有心律調節器，或體內植有金屬者，禁用本五音療法，孕婦、心律過緩、血壓過高的人士也不適合應用。病人第一次使用時，輸出強度（mA）要由細小開始，第一次強度盡量用小，讓病人慢慢適應，適應後第二、三次的治療可以適量將強度逐漸加大至適合程度。使用的強度因人因穴而異，強度一般由 1mA ～ 4.5mA，深度一般分為淺、中、深，使用時間以 15 分鐘為佳。

第四章 正確診斷、選穴精、取穴準的秘訣

前文提到五音療法的治療結果取決於以下三點：

一、診斷正確；二、選穴精；三、取穴準。

有效治療的第一個大前提是診斷需要正確，如果誤診，治療根本不可能有效。但如何做出正確的診斷呢？

中醫傳統的「四診」診療方法——望、聞、問、切。一般人以為切脈最重要，其實首要的是「望」，因為身體有什麼問題，自然就會在外表體現出來。這正是：「蓋有諸內者，必形諸外」之理論[21]。《傷寒雜病論‧平脈法第一》（桂林古本）亦道：「上工望而知之，中工問而知之，下工脈而知之。」

● **「望而知之為之神」**[22]

那「望」什麼？如何「望」？

病人來了，我們第一眼「望」到了病人的臉色、神態、體態。例如臉色蒼白、體態羸弱多半是虛寒，臉色脹紅不是發燒就多半是肝火上炎，實症居多，如果撫之無熱感則是陰虛內熱之肝陽上亢。「望」體態我們則可看出病人骨骼哪裡出了問題（詳細精確當然要仔細觸摸骨骼才知道）。這是傳統的「望」，門派祕傳的「望」下面再講。

● **「聞而知之為之聖」**[23]

「聞」並不是單指病人的氣味，更是指病人的聲音。由病

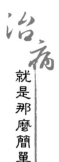

人的聲音也可辨其虛實，聲音低弱為虛，聲音雄壯多為實。另外病人聲音屬五音哪一音，可分辨病因在哪一臟。例如語帶宮音變異病在脾；語帶商音變異病在肺；語帶角音變異病在肝；語帶徵音變異病在心；語帶羽音變異病在腎，分辨後即可以五音對應五臟作治療。

- ## 「問而知之為之工」[24]

「問」即詳細詢問病情，病史是很重要的一環，從問得到不到位就可以看出醫師的能力有多高，知識越豐富越有經驗的醫師就問得越到位。努力學習增加知識和經驗，是懂得「問」的不二之法。

- ## 「切而知之為之巧」[25]

「切」即是切脈，精通脈理當然最好，不會也別把切脈想得太複雜、簡單、實用有效就是好。《靈樞經·經脈篇》只以寸口脈與人迎脈對比，即可得知病的陰陽、虛實和臟腑。大道至簡，我們可以取脈其最強或最弱相關的臟腑或經絡來調整，以達致陰陽氣血的平衡。

與董景昌先生同為臺灣針灸界八大開山祖師之一，有「南郭北吳」之稱的郭家樑先生，其公子郭嘯天教授也是臺灣名醫，生前為中國針灸學理事長，中華民國中醫師公會全國聯合會主任委員等，以郭家消瘤針法名震兩岸。郭嘯天教授教筆者雙手切脈，他說：「脈應該這樣切。」的確，雙手切脈，左右寸關尺脈之不同，不是馬上指下了然嗎？

- ## 脈菽對用穴很重要

《難經·經脈診候》五難曰：「脈有輕重，何謂也？然：初持脈，如三菽之重，與皮毛相得者，肺部也。如六菽之重，

與血脈相得者，心部也。如九菽之重，與肌肉相得者，脾部也。如十二菽之重，與筋平者，肝部也。按之至骨，舉指來疾者，腎部也。故曰輕重也。」

● 穴位不傳之祕在深淺

同樣的穴位，甲醫師運用療效顯著，乙醫師運用毫無療效，為什麼呢？個中原因不一定是手法的問題。如董氏奇穴針灸並不拘泥於手法，療效關鍵就在於穴位深淺及角度，順經為補逆經為瀉。而菽位脈診，對穴位深淺的運用，具有臨床重要意義，王全民博士及其大弟子在這方面作了深入的研究。

例如脈三菽，即病在肺部，用穴則淺，例如脈十二菽，病在肝部，用穴則深。例如肺主皮毛，我們看看王全民老師的具體解說：「用駟馬穴治皮膚病，肺虛穴用三菽淺位，如果脈十二菽，是木侮金引起的話，用穴則深至肝的十二菽位，直接瀉肝。」

根據脈菽來定穴位之深淺，正是療效的關鍵，為用穴深淺的不傳之祕。

以上是傳統主流之四診，而非主流門派卻非常有效而又不傳之祕的診斷呢？各門各派有各種不同的面診、手診、眼診、耳診，這裡略談一、二。

一、正確診斷

（一）面部「望」診

中醫有各種不同的面診，以下是其中一種小人形面部診法（張子義，圖1），額部對應頭，印堂對應頸椎，兩眉對應手，眉頭對應肩，眉中央對應肘，眉尾對應腕。法令對應腿，法令

接近鼻翼的部分對應髖，法令平嘴角處對應膝，法令下端對應小腿。鼻頭對應脾胃，人中兩旁對應小腹。上眼皮對應肺，下眼皮左對應肺右對應心。鼻樑兩旁，左對應肝膽右對應脾，耳前對應腎。女性則倒過來看，口為頭，人中為頸，鼻為身，法令為手，兩眉為腿。

部位的對應清楚了，如何「望」出病之所在這才是關鍵。這時我們可以仔細看看，該部位有否腫脹或凹陷，毛孔是否特別光滑或粗糙，膚色有否異常。如果有異於尋常的地方，就是所對應的部位或臟腑出了問題。例如前額光亮而無正常皮紋，即是天門打開人將亡，基本是返魂乏術了。

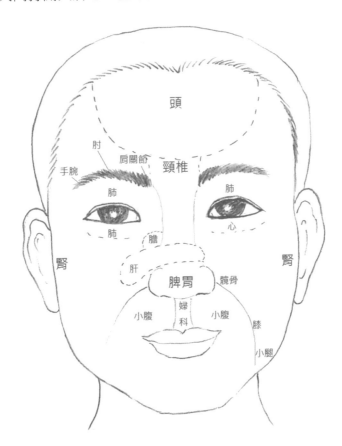

張氏小人形面診圖（圖1）

（二）董氏掌診

董氏正經奇穴則有他獨門的掌診（圖 2）[26]，能按掌診對症選穴，就能取得良好的效果。

董氏掌診：食指下診肺，中指下診心，無名指下診肝，小指下診腎，心肝之間診脾。

● 董氏掌診診病 [27]

1. 仔細察看掌上浮起之青筋血管，顏色晦暗才是病。色青者主寒、主虛；青黑色越甚，病就越重。色紅、紫紅者主熱、主發炎。呈青色為病在中，呈黑色久痺。肉軟內陷者屬虛。

2. 生命線靠魚際側緣上段青黑主內傷、久年胃病、胃潰瘍，下段青黑主十二指腸潰瘍。

3. 大拇指掌連線處附近，診斷外感胃病。

4. 中指至勞宮為心經，青筋浮起主心臟病、心血管功能問題。

5. 無名指本節至手心部為肝脾經，凹陷為脾虛。

6. 手掌外側小魚際診腎，尺側掌外緣肉軟內陷或青筋浮現為腎虛。

7. 虎口色青主婦女白帶，色紫為慢性發炎。

8. 手腕內側看婦科病，紅筋主發炎，青筋主寒、主血虛。

9. 生命線靠手心側屬肺，青筋浮起主肺虛。

10. 胃下垂區青筋浮起為胃下垂，色愈青胃下垂愈嚴重。

11. 脾腫區見青筋主脾腫腹脹。

12. 掌背中白、下白一段診脾，凹陷者為脾虛。

13. 二、三尖瓣至肝區（標有＊記號附近），同時出現深青黑色為死診，董公謂之「生死關」，為病入膏肓不治之症。但如果特定區沒有米字紋，那就不一定是死症了。

14. 掌中氣色淺即病在表，色青病在中，紫青或灰黑則病在裡。

15. 掌色浮者新病，色沉者久病，肉陷者虛弱，光澤者無病。

16. 手掌青筋暗點為治療點，遇有風濕、麻木，手足包括指趾屈伸不得，腰背酸痛等，視掌中泛黑處兩側下針特效。

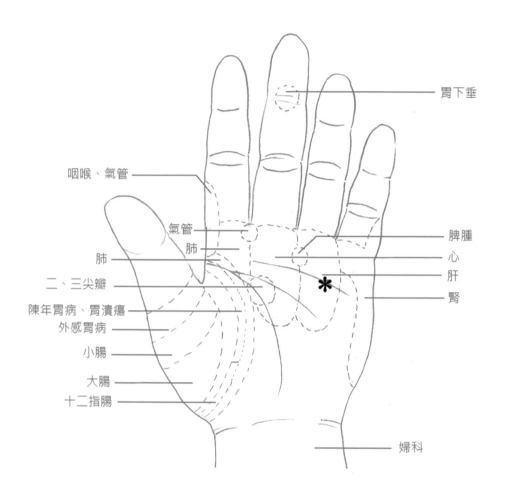

咽喉、氣管

氣管
肺
肺
二、三尖瓣
陳年胃病、胃潰瘍
外感胃病
小腸
大腸
十二指腸

胃下垂

脾腫
心
肝
腎

*

婦科

董氏掌診圖（圖2）

　　接著是如何由五臟對應五行，由該病經取穴對應五音之祕訣：

　　董景昌公傳予其嫡傳弟子袁國本醫師的治療原則，就是「重病、久病」，必取各該病經之主穴（心經之通關、通山、

通天；肝經之上三黃；脾經之三重；肺經之駟馬；腎經之腎關及下三皇。）再配以治該病症之穴位。[28]

另外，治療為什麼時而有效，時而效果不彰呢？這在於有沒有找出致病的真正根源去治療。

例如肺氣虛，可以由不同的原因引起，可以是子盜母氣所造成；也可以是土不生金所致；也可以是火剋金引起，這時就需要從病的根源去解決問題。

再以駟馬穴治療皮膚病為例，治療皮膚病一般用駟馬穴都有效。當沒有效時，就要思考是否沒有宏觀地找出致病的深層原因去作治療。子盜母氣所致的可以加瀉委中；土不生金所致的我們可以加足三里補土生金；火剋金引起的，瀉手解穴、勞宮穴。如果瀉手解穴、勞宮穴無效者，我們取穴時可以把駟馬穴向通關、通山、通天穴一線靠近五分左右。因為駟馬穴屬董氏奇穴之肺經（肺之總神經），通關、通山、通天穴屬董氏奇穴之心經（心之總神經），如此取穴時，穴位又在十四經之土經上，這樣即是火、土、金皆治，自然療效彰顯。

（三）目診

例如有將眼睛分為五輪的瑤醫目診，五輪即白睛（鞏膜、球結膜）屬肺，稱之為氣輪；黑睛（虹膜）屬肝、稱為風輪；眼瞼屬脾胃，稱為肉輪；目眥屬心，稱為血輪；瞳孔屬腎，稱為水輪。

（四）耳診

法國醫生 Dr. Paul Nogier 在二十世紀五十年代研究並發表了耳朵有如人體胚胎倒影的學說，並定出了治療的相關穴位，該研究很快便在世界多國受到關注和採用。

中國引進了法國耳穴後，逐漸研究出與法國略有點不同的耳穴，豐富了中國自古為數不多的耳穴。由於採用的是西醫的人體胚胎倒影學、解剖學、神經內分泌等學說研究，故理論中西摻半，且偏重於西。筆者亦曾學習耳醫學，該耳診需要儀器輔助，其診斷頗為準確，並與西醫接軌。

二、選穴精

有了精準的望、聞、問、切四診合參，五音對應五行、五臟、病經取穴，選穴貴精不貴多。遵照董公的取穴治療原則，詳細選穴配伍也可以參考本書之醫案選及有關書籍。臨床的治療經驗自然是非常寶貴和重要，然而「三人行，必有我師也」，平日與前輩的閒聊中，前輩看似簡單的幾句提點，也足以讓我們少走好幾年的彎路。

三、取穴準

不同層次的醫師，取穴所得出的療效分別就很大了。當醫師的水平一般般，他取的穴位依書直取，就是死的，療效自然就普通。層次高的醫師，穴位將因人而異，取的穴位就是活的，當然療效也顯著。

那活的穴位如何取呢？

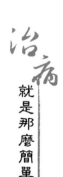

方法有兩種，一是「看」出來：看穴位的皮膚毛孔是否特別光滑或粗糙，肌肉膚色有否異常等，如果有異於尋常的地方，就是穴位所在。二是「摸」出來：摸到異常點，就是穴位所在，病治好了異常點也就消失了，所以又有「沒病沒穴位」這樣的說法。這就是活的穴位不傳之祕，所得出來的治療效果自然顯著。

　　掌握以上祕訣，治病，就是這麼簡單！

第五章 與五音療法並用之 董氏奇穴

一、中醫之瑰寶——董氏奇穴

本文於 2009 年 1 月刊登於香港浸會大學網站「中醫大講堂」專家論壇

　　臺灣針灸四大派之首的董氏奇穴針灸，有別於傳統的中醫十四經穴，自成一派，在臨床上具有療效高、見效速、用穴少的特點。近年於歐美、韓國及大陸等地風行，學習者和研究者亦日益增多。筆者多年前在美國學習董氏奇穴針灸時，同學中就有一半是來自不同國家的外籍醫師，但在香港並不太為人認識和學習應用。因此筆者於 2008 年開始寫了多篇文章推廣董氏奇穴針灸，現在喜見多了醫師學習應用。

　　董氏奇穴起源於中國山東省，本為平度縣董氏的家傳針灸法，每代只傳予一位男丁，董氏傳人董景昌先生（1916～1975）因隨軍入臺灣而在當地將其發揚光大。董先生畢生致力於研究針灸學，不但承傳祖學，亦精通十四經，妙用五輸穴，經過不斷研究發展，董先生最終發現了許多奇穴，自成一派。他在 1973 年的著作《董氏正經奇穴學》中，強調「正經」二字，闡釋了董氏奇穴分布在有別於傳統十四經的肝、心、脾、肺、腎五條正經上，與五臟結合應用屢見奇效。[29]

　　董景昌先生認為醫學是救人的學術，為社會所需，不應該

祕而不宣，故此，他入臺灣後開始傳授弟子，為社會作出很大貢獻。董氏奇穴針灸治病以簡、易、效著稱而風行世界，董氏針灸近十多年來在中國漸漸為人熟悉，並掀起學習熱潮。

董氏奇穴，除了運用獨門的董氏掌診法外，治療也非常注重五行及五臟學說[30]，並有應用突出的臟腑別通——即肺與膀胱通，脾與小腸通，心與膽通，腎與三焦通，肝與大腸通，心包與胃通的臟腑通治原理[31]。治療注重全息對應及活血化瘀，當中用三稜針刺絡更是董氏奇穴針灸的重點精華之一，不單可以加快疾病痊癒，劇烈疼痛亦可被止於頃刻，亦能非常有效地治療內、外、婦科病，更可以治未病。另外，董氏針法不拘補瀉，採用「倒馬針法」、「動氣針法」和「牽引針法」，並且極注重針刺的深淺。例如位於食指上之大間穴、小間穴，針深一至二分可治心臟病變；針二至三分則可治小腸病、疝氣及膝痛。

董景昌先生將家傳絕學公開傳於後世，讓更多的患者得到高療效的治療，從而恢復健康，此善舉造福世人，相當偉大，令筆者非常感動。筆者有幸能跟隨董公兩位十分傑出的嫡傳弟子——楊維傑博士及王全民博士學習，故時刻懷著非常感恩的心去學習及運用董氏正經奇穴針灸，亦希望能以此幫助更多病人。

二、董氏奇穴穴位圖

董氏奇穴穴位有別於傳統的十四經穴位，簡單、容易、療效高，而且不拘補瀉。

董氏奇穴穴位共分為十個部位加前胸及後背：

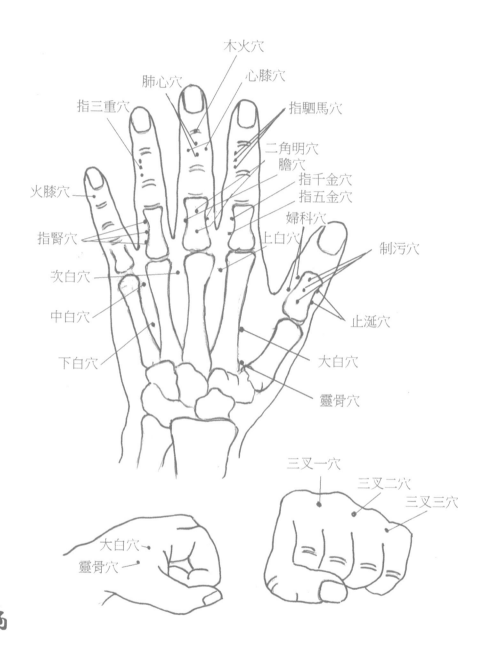

木火穴
肺心穴
心膝穴
指三重穴
指駟馬穴
二角明穴
膽穴
指千金穴
指五金穴
婦科穴
上白穴
火膝穴
指腎穴
次白穴
中白穴
下白穴
制污穴
止涎穴
大白穴
靈骨穴

三叉一穴
三叉二穴
三叉三穴
大白穴
靈骨穴

一一部位（手指部位）及二二部位（手掌部位）圖1

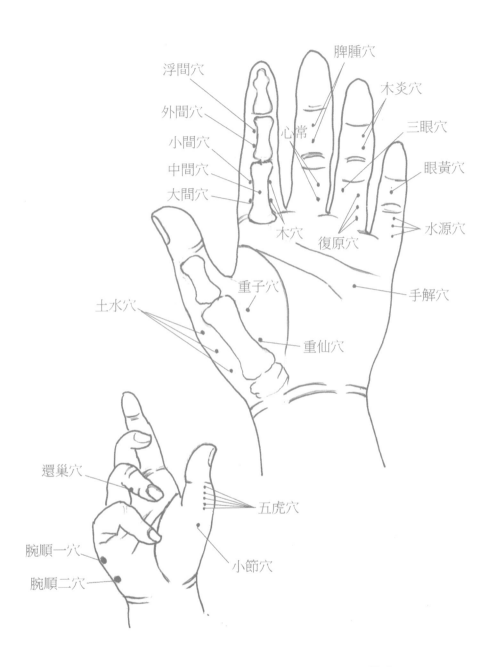

浮間穴
脾腫穴
外間穴
木炎穴
小間穴
心常
三眼穴
中間穴
眼黃穴
大間穴
木穴
復原穴
水源穴
重子穴
土水穴
手解穴
重仙穴

還巢穴
五虎穴
腕順一穴
小節穴
腕順二穴

——部位（手指部位）及二二部位（手掌部位）圖2

51

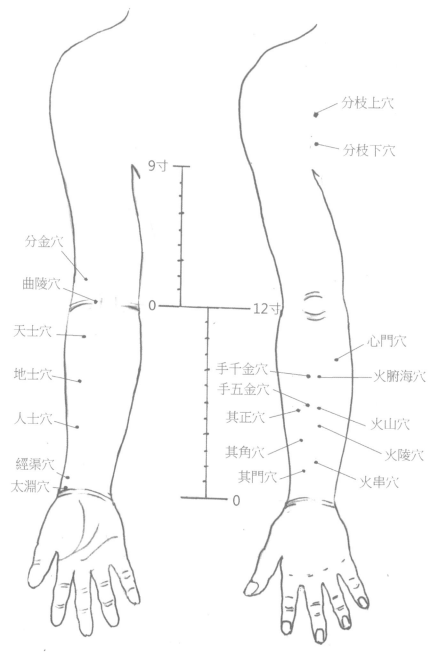

分枝上穴

分枝下穴

9寸

分金穴

曲陵穴

0

12寸

天士穴

心門穴

地士穴

火腑海穴

手千金穴

手五金穴

人士穴

其正穴

火山穴

其角穴

火陵穴

經渠穴

其門穴

火串穴

太淵穴

0

三三部位（小臂部位）

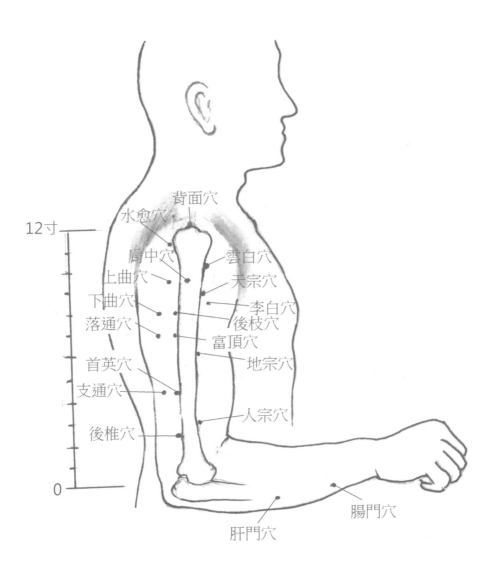

四四部位（上臂部位）

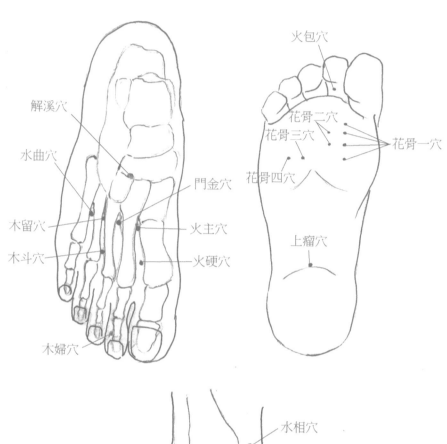

解溪穴
水曲穴
門金穴
木留穴
火主穴
木斗穴
火硬穴
木婦穴

火包穴
花骨二穴
花骨三穴
花骨一穴
花骨四穴
上瘤穴

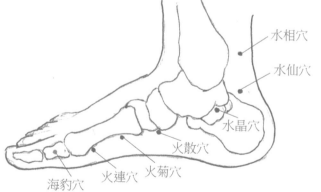

水相穴
水仙穴
水晶穴
火散穴
火連穴
火菊穴
海豹穴

五五部位（腳底部位）與六六部位（腳掌部位）

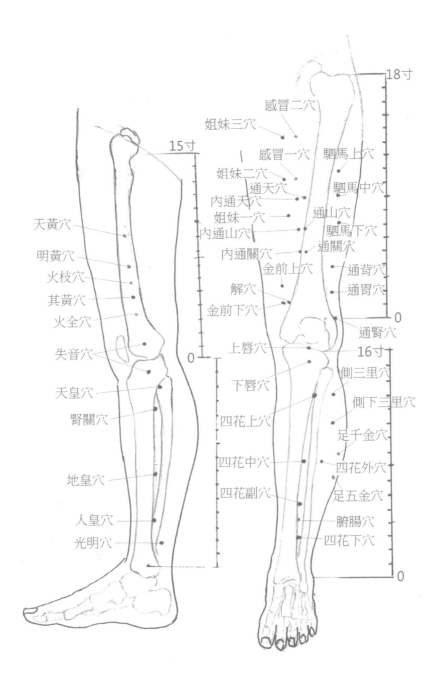

七七部位（小腿部位）與八八部位（大腿部位）圖1

19寸

下九里穴　　　中九里穴

上九里穴

七里穴

上泉穴

中泉穴

下泉穴

0

16寸

委中穴

16寸

三重穴

外三關穴

二重穴

七虎穴

博球穴

一重穴

正士穴

正宗穴

0

正筋穴

0

3寸

七七部位（小腿部位）與八八部位（大腿部位）圖 2

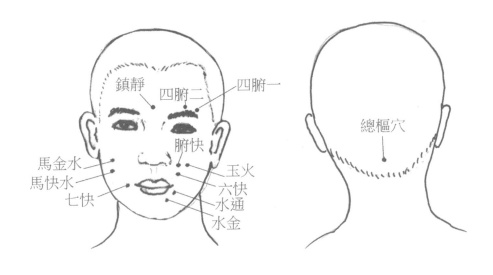

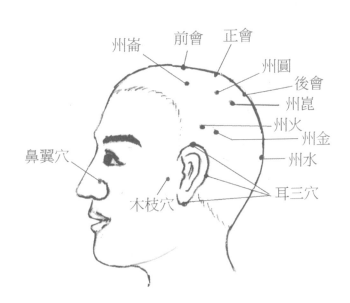

九九部位（耳朵部位）與十十部位（頭面部位）

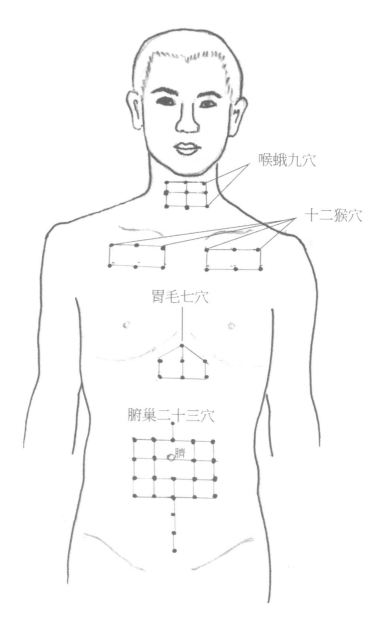

喉蛾九穴

十二猴穴

胃毛七穴

臍

腑巢二十三穴

前胸部位

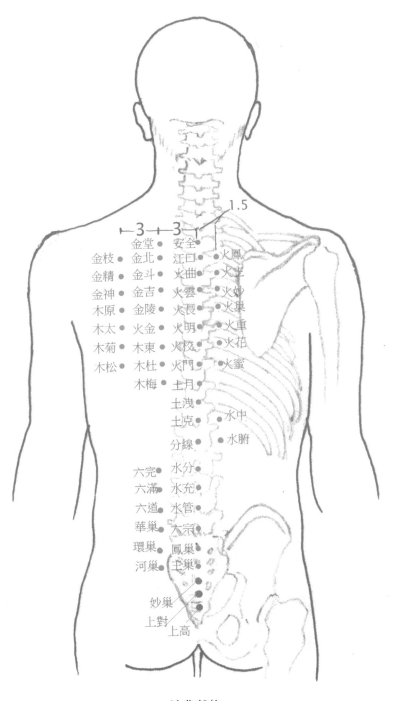

後背部位

五音療法與董氏奇穴

59

醫萃逸談

一、治療病毒：中醫 vs 西醫

2003 年的某個星期天，A 和 J 去做義工，工作完畢後相約筆者到一家美式速食店共進午餐。這家全球知名的美國大型連鎖店因出售油炸薯條、汽水等食品，經常為人詬病，認為有害健康，其實只要懂得選擇食物的話，例如不吃炸薯條、改喝柳橙汁或茶，也不見得很不健康，況且進食的時候，環境和氣氛也不容忽視，輕鬆、自在、乾淨且明亮的環境有助愉快進食，而愉快進食對身體相當重要，不過這是題外話。

那天上午筆者的身體感覺一直良好，但剛剛抵達速食店不到五分鐘，兩腿便開始感到有點疼痛，接著連手肘也開始疼痛了起來。當時病發得很急，很快全身感到疼痛得幾乎不能走路，不到一個小時，出現了頭痛、發燒、發冷、手腳僵硬、出玫瑰疹等情況。筆者平時很少發燒，即使是扁桃腺發炎、化膿也不會發燒，因此筆者直覺這次病情來勢洶洶，情況看來頗為嚴重，需馬上離開商場。

筆者當時覺得有必要召救護車，但可以的話實在不想加重納稅人的負擔，在 A 和 J 攙扶下勉強走出商場，乘車回家，途中在陽光的照射下手腳漸漸沒那麼僵硬。當時正是嚴重急性呼吸系統綜合症（SARS）疫情減退過後的不久，草木皆兵，筆者覺得那時的病況不是 SARS，也不是登革熱，究竟是什麼病呢？筆者無法確診，只知是病毒引起。

於是筆者致電好友劉醫師，請他幫忙確診。雖然他無法確診是什麼病，但也認為那是由病毒引起的，建議趕快到醫

治病就是那麼簡單

院去看病。筆者告訴他自己不打算到醫院去，準備自己治療。他說：「你現在病很嚴重，萬一病毒入侵腦或腎臟就危險了，需趕快到醫院掛急診。就算準備自己治療，應在檢查完確診後再治療嘛。」

劉醫師說服了筆者，於是馬上搭計程車到醫院掛急診。急診室的醫生看了後，同樣也無法確診是什麼病，也說：「大概是病毒吧。」隨後抽了血做化驗，由於醫生未能確診，所以無法開藥治療，只是處方了幾粒「普拿疼」（Paracetamol）止痛藥讓筆者離去，叮囑五天後回急診室複診看化驗報告。在求診期間，筆者的玫瑰疹已經迅速由大腿蔓延至胸口了，由此可見病情發展極快，令人擔憂。

對於急診室醫生不隨便處方抗生素，以免因濫用造成抗藥性，導致將來有病時藥物也不能治療，筆者表示贊同。然而只處方幾粒「普拿疼」，就讓一個全身痛得幾乎不能走路、頭痛、發燒、發冷，手腳僵硬、中了病毒且發病很急的病人離去，做法是否合適呢？實在值得商榷。

當時筆者搭計程車回到家時已是傍晚，既然西醫無法確診治療，筆者唯有以中國醫學的方法來辨證論治。取穴大白穴、耳背穴刺血，針中九里穴、駟馬穴，留針 30 分鐘，出針後即感到舒適得多了。在外折騰了大半天，感覺累得很，出針後隨即睡著了。大約三個小時後醒來，那時燒已退、頭及全身都不痛了，大喜。第二天疹也開始退了，連續針灸五天後痊癒。整個治療過程並沒有服用過「普拿疼」。

第五天，筆者依約到醫院急症室複診，看看查出了什麼病。但醫院只確認是病毒，還是未能查出是什麼病毒及什麼病。醫生風趣地說：「既然病已經好了，是什麼病毒引起的就不重要啦。」

筆者記敘此事，是想引伸出中西醫於治療病毒的方法之不同。對中國醫學，一般人有以下誤解：一、中醫療效慢；二、針灸只能治療痛症。其實，只要診斷正確，選方、選穴精，用藥、用穴準，其治療範圍廣泛、療效是既快速而又有效果的。另外，當在未能判斷病因的情況下，西醫必須作出各種檢查，待化驗結果出來後才能處方適當的藥物作出治療，過程嚴謹仔細，貫徹西方科學精神。然而化驗往往需時，因而有可能錯過醫治的黃金時機，耽誤急性病的治療。而且，西藥在治好一種疾病之後，它的副作用往往會給病人帶來另一種疾病[32]。反觀中醫往往能夠根據病情，判斷是哪一臟腑及經絡所出的問題，以宏觀的分析而作出治療。不以消滅病毒為目標，志在透過調和氣血、平衡陰陽、五行、以調節五臟六腑的機能為本，使「正氣存內，邪不可干」，達致身體健康。這次筆者全靠中醫學的知識及時治理，化險為夷，實在值得一記。

二、飛機上的急診病人

有一次，筆者在歐洲旅行回程中，經慕尼黑轉機。在飛機起飛約 4 個多小時左右，時間大約是半夜三點多，機艙中突然響起廣播，那時乘客都在睡覺，未有太多人留意。空姐在廣播中說：「請問乘客中是否有醫生或從事醫療相關工作的人員？飛機上現在有一位病人，我們需要你的幫助。如果你是醫生或從事醫療相關工作的人員，請馬上與我們機組人員聯絡。」聽到廣播後，筆者立即離開座位，趕去了解病人的情況。當時筆者第一個抵達現場，隨後有位外籍男士及另一位中國女士也趕來了。當時病人躺臥在地上，使用氧氣筒呼吸，我們一邊回答空姐對我們的職業和治療方法的提問，一邊擔心著病人的安危。

筆者猜測德國航空公司的職員應該會比較信任西醫的判斷及治療，於是對空姐說：「西醫來了，就先請西醫看病人吧。」出乎意料之外的是，這位空姐卻對筆者道：「現在請您幫病人治療。」不知是否因為這位空中小姐是位華人，比較了解中國的醫術；也可能是因為德國有五萬名針灸醫師行醫，針灸術的普及讓德國人對經絡及穴位的治療有所了解，並較其他西方國家更信任它的療效。聽到空姐堅定的請求，筆者立刻拋開心中的顧慮，義不容辭地搶救病人。

病人是位年輕的女性，頭暈欲嘔，雙腳發抖，血壓 86/54 mmHg，心率 81 次，筆者進行觸診時，發現病人額頭及手腳冰冷和出冷汗。筆者馬上按壓病人的內關穴及曲池，結果不到十分鐘，病人說現在不再感到身體不適，病症消除。

心包經的「內關穴」為八法交會穴之一，與陽維脈相通，能清包絡、疏三焦，能止暈、鎮痛，寧心安神、強心的作用很強，有助改善低血壓。而手陽明大腸經曲池穴為合土穴，乃十三鬼穴之一，「合治腑病」、「合止逆氣而泄」，疏邪熱，調和氣血，能調整血壓、治頭暈亦非常有效。若能在疾病剛開始發生的十五分鐘之黃金時間內，用內關配曲池作及時治療，只按壓穴位也能夠很快地調整病人的血壓，同時疏風、理三焦、鎮靜、止暈，因此能取得立竿見影之療效。

病人覺得已經康復了，於是想回到座位上，在旁的兩位德國空姐卻緊張地要求病人繼續臥下，或許她們大概沒見過飛機上不用針、不用藥就能這麼快治好病人的情況吧。筆者請空姐給病人喝一杯熱的糖開水，並讓病人再休息五分鐘後便可以回到座位上。病人和機務長再三表示感謝，機務長還代表航空公司送上購物禮券以表謝意。

三、腸門穴之妙用

　　相信大家都有過急性食物中毒而引起的腹瀉經驗，一般的治療通常採用的方法都是瀉了再治，而且就算在腹瀉前服藥也一樣難逃腹瀉的結果，但董氏奇穴之「腸門穴」，卻令筆者對治療急性食物中毒的方法及療效完全改觀，且看以下三個急性食物中毒的例子。

案例一

　　筆者第一次用腸門穴治療急性食物中毒是有次正在聽一個講座的時侯，講座開始不久，大概是因入座前在餐館吃的晚飯不潔吧，肚子就開始痛了。腹痛逐漸強烈，令五官也扭曲起來，疼得什麼都聽不入耳。問及鄰座剛才一起用膳的朋友，原來她也是肚子痛，不一會她便上廁所腹瀉。當時筆者怕隨時要去廁所，所以沒有施針，在腹痛良久後才開始按著腸門穴，按了不久後，腹痛漸減輕。斷斷續續地按了一段時間，直至腹痛慢慢漸消除，最終並沒有出現腹瀉的情況。筆者的腸胃較弱，每當吃了不潔的東西時都必定會拉肚子。按以往經驗，以這種程度的疼痛來說，等一下一定非去廁所瀉半小時不可，由此可見腸門穴的療效實在令人驚喜，十分感恩。

案例二

　　筆者去美國洛杉磯上完針灸課後，順道參加了當地的旅行團，到舊金山優勝美地國家公園旅行。在第一天的旅途中，同車上有一位女士因急性食物中毒引起嚴重腹痛，當時她因腹痛導致全身冒汗，手腳麻痺，急喊著要上廁所，但卻已經走不動了，痛苦地坐在座位上輾轉不安。而當時車子正在路途上行

駛，因為路途上有 180 個拐彎，所以若未到規定停車地點是不能停車上廁所的。見此情況，筆者隨即急按她一隻手之腸門穴，同時並按她另一隻手的內關，很快便緩解其症狀。頓時她整個人都平靜下來，能等待到可以停車的時候才上廁所。等到停車時她已不急於去廁所了，但筆者停止了她的穴位按壓，還是請她去一趟，好不容易停車有廁所嘛。回到車上這位女士展露出笑容，連聲道謝，說：「您按的穴位真有效！」

案例三

在從香港飛往拉斯維加斯的長途飛機上，喝了柳橙汁不久後，空姐接著遞上早餐，筆者本來點了茶，但空中小姐卻因聽錯而給了牛奶。筆者因為不好意思麻煩空姐，所以沒有更換。在吃完早餐不久後肚子就開始疼痛了，於是筆者馬上按著腸門穴，幾分鐘後疼痛完全消失。到了吃晚飯時，才聽說同團的四、五位團友因為在機上喝了牛奶及橙汁而腹瀉至晚上！這也證實了廣東人有關同時飲用牛奶和橙汁會引起腹瀉的說法是正確的，但沒想到會引起這麼厲害的腹瀉。

腸門穴在小腸經上，距離腕豆骨三寸。在全息對應中，中太極對應相當於大腸、肛門部位，治急性腹瀉特效。在腹痛裡急後重或腹瀉急欲如廁時，以手按壓腸門穴即能緩和肛門及大腸之緊張狀態。[33] 由上面的案例所見，當遇上急性食物中毒時，在發病後立即運用腸門穴治療，或於發病後相隔一段時間才運用腸門穴治療，所需的時間及療效都不同。在案例一中，患者在腹痛一段時間後按壓腸門穴治療，直到腹痛解除才停止按壓穴位，結果沒有腹瀉。在案例二中，雖然患者也是在腹痛一段時間後按壓腸門穴作治療，但在緩和腹痛等症狀後即停止按壓，最終患者也有腹瀉，但不太嚴重。在案例三中，患者一開

始腹痛便馬上按壓腸門穴治療，結果只需數分鐘就完全止痛，也完全沒有腹瀉的現象。由此可見及時治療的重要性。

以上是筆者的個人經驗，還需要有大量的臨床病例才能作更全面和完整的結論。

四、輕鬆治療過敏性鼻炎

鼻炎分為過敏性鼻炎與非過敏性鼻炎兩大類型，其中過敏性鼻炎俗稱「鼻敏感」。常見的症狀有早上起床時接連打好幾個噴嚏，或者經常會有流鼻水、鼻塞、鼻子癢等症狀，令患者感到頗為困擾。過敏性鼻炎的患者，常常因接觸到過敏原後令鼻黏膜發炎加重，過敏原包括花絮、花粉、空氣品質差、塵蟎、貓、狗寵物等。

過敏性鼻炎從中醫角度來看，是風邪或寒邪入侵，多屬肺氣虛或肺脾腎虛，也有肺經伏熱者。治療以增強肺氣與體質、去除外邪之餘更要注重標本並治。

董氏奇穴之重子、重仙穴及駟馬穴皆能治療與肺臟有關的疾病，臨床証明能有效、標本並治地治療過敏性鼻炎，鼻涕多者可加木穴。

重子穴位於陰掌虎口下約一寸，重子穴下一寸是重仙穴。由於重子、重仙穴屬董氏奇穴之肺經，穴位亦接近傳統十四經之肺經滎火穴魚際，該穴同時亦包括魚際穴之功效。而鼻水亦為水濕，火能燥濕。肺為金、脾為土、腎為水，治金同時也能令母實，使子壯，故療效顯著。

筆者在臨床中用重子、重仙穴治療過敏性鼻炎皆取得立竿見影之效，不過此二穴位於陰掌，如果扎針會引起較強烈的痛

楚，令病人心存畏懼。筆者用五音療法，取商音輸入穴位代替針灸針，不但令病人在無痛舒適的情況下完成治療，而且可以治癒頸肩背痛。這對不少每天手機、電腦不離身而引起頸肩背痛的民眾來說，可謂達致一穴治兩病。

而位於大腿上的馴馬穴屬董氏奇穴之肺經，亦通董氏奇穴之肝經，如屬金木相戰引起之過敏性鼻炎，取之治療效果顯著。部分肺虛者經常同時亦患有皮膚病，如濕疹等，取馴馬穴治療過敏性鼻炎同時亦能治療皮膚病，一舉兩得。馴馬穴左右各三穴，治療時同時取用。

過敏性鼻炎並不難治，但治癒後有機會復發，想不復發就得遠離過敏原。但在地少人多、居住空間狹小、空氣品質欠佳的香港，人們想遠離過敏原又談何容易。我們可以增強體質和注意養生來減少復發的機會，冬天要注意保暖，夏季更要戒喝冷飲，因為多吃生冷飲食會引致寒邪入侵，寒凝經脈，影響氣血運行，容易誘發鼻敏感、外感、痛症等。所以治病戒口很重要，諺語「治病不戒口，白費醫家手」正說明其重要性。

五、上工治未病

本文摘錄筆者於 2014 年 1 月在北京「世界針灸學會聯合會‧董氏奇穴針灸專業委員會」成立大會部分演講詞

《黃帝內經》：「聖人不治已病，治未病；不治已亂，治未亂。」

雖然可以無針無藥治療疾病，但某些疾病如痛症、急病、難病、重病，也可配合刺血，效果奇佳。董氏奇穴針灸治病以簡、易、效著稱而風行世界，刺血更是董氏奇穴針灸中最精彩

的一環，對治療痛症、急病、難病、重病的療效非常出色，有立竿見影之效。

另外，董氏奇穴刺血治未病的療效同樣令人振奮。

筆者在半年內用總樞穴刺血治療了五位有中風前兆的病人，他們年齡由38～60歲，都取得非常好的療效。這幾位病人原先都是為了治療其他疾病而來——其中三位是因痛症求診、另外兩位是因腦部有病變而前來求診。在進行檢查時，筆者發現病人除了本身的症狀外，舌頭都呈現歪斜，後腦近頸部有紅色的瘀斑，這兩症狀結合，正是中風的前兆。筆者在他們的總樞穴刺血（淺刺0.5分），再配合靈骨、大白穴、九里、七里穴、足三里、上巨虛等，按症選穴治療，不到半小時，歪斜的舌頭已矯正了八、九成。其中比較年輕的38歲女患者，經過一次總樞穴刺血治療，在半小時內歪斜的舌頭已完全矯正，消除中風危機於頃刻。其他四位患者，則在總樞穴刺血兩次並配合五音療法，歪斜的舌頭也完全得以矯正。董氏奇穴刺血療效實在令人嘆為觀止，的確是董氏奇穴針灸精華中的精華。

總樞穴位於頸後入髮際八分，主治嘔吐、六腑不安、項痛、心臟衰弱、霍亂、發音無聲。總樞穴「穴同風府穴」[34]，風府穴在頸後髮際正中直上一寸，十三鬼穴之一。風府穴為「督脈、陽維之會」[35]，是「治療血壓亢進及腦溢血的特效穴。治療……中風、半身不遂……的要穴」[36]。

總樞穴在督脈之上，近風府穴含有風府的效用。治療的時候，我們可以把風府穴的治療應用包括在總樞穴的治療內，使總樞穴的治療可以作出更大的發揮。

第七章　淺談正骨與內科的關係

本文於 2012 年 6 月刊登於香港浸會大學「中醫大講堂‧專家論壇」

　　人體的關節靠韌帶固定，當關節發生移位時，韌帶同時會被拉鬆移位，拉扯著筋肉至出槽，使整個筋膜系統都被扯歪。由此造成經絡氣血不通，身體因而「不通則痛」，體內的功能運作也因此同步出現變化，影響臟腑的功能使其失調。人體內在的變化環環相扣，可以說牽一髮而動全身，往往關節錯位會導致身體結構改變，引致身體種種問題，帶來的不只是身體的疼痛，還會產生種種身體活動障礙。常見的有局部緊繃、水腫，嚴重的還會形成腫瘤。此時筋骨錯位便是病痛的根源，若不矯正錯位的筋骨，病痛就難以治癒。

　　臨床有不少例子證實經正骨矯正關節錯位後，有助病人的臟腑功能得以恢復，例如呼吸變得暢順。又如當矯正了關節的錯位後，患處的腫脹馬上消了一大半，痛楚也隨之得以紓緩，效果甚為顯著。另外亦有單純性甲狀腺腫大或長有水囊的患者，在只是矯正了頸椎錯位的情況下，甲狀腺腫大或水囊即見縮小或消退。請看以下一則相關病例：

　　一名 50 歲的女性患者，在某知名連鎖店擔任店長，平時工作壓力大，最近因右頸部長有一硬硬的腫塊而前來求診。觀其頸部肥腫難分，觸診後發現右頸該腫塊的大小約 2x3.5cm，

腫塊中間的觸感比較硬，可推動。由於患者曾患有子宮癌切除病史，所以十分擔憂。

筆者檢查發現其第六、七頸椎錯位，頭頸向右偏歪，於是用柔式無痛正骨手法，為其頸椎錯位正骨將頭頸復位，正骨復位後觸摸其硬塊已變軟。不到十分鐘，筆者再觸摸患者，發現腫塊近乎消失，只是隱約摸到約比黃豆略大一點、薄薄的一點硬塊，筆者當時有點驚訝。診斷其為上石疽，待二診時腫塊已全消。

上石疽，見《醫宗金鑒》卷六十四，「此病由肝經鬱結、氣血凝滯經絡所致。生於頸項兩側，或左或右，小如豆粒，大如桃李。」上石疽相等於現代醫學的腫瘤及淋巴結腫大。

由此案例我們可見患者因氣血凝滯經絡而導致淋巴結腫大或者腫瘤，也因正骨後經絡通暢，腫塊迅速消散。由此可見，骨骼與內科息息相關。

談到消瘤，則不能不提及臺灣前中國鍼灸學會理事長，名醫師郭嘯天教授，他以郭家消瘤針法而聞名兩岸。郭嘯天教授曾在 1998 年於臺灣中醫皮膚科醫學會理監事會中，以唐朝「摸得較」之手法輕摸一位同業，五分鐘後，其脖子下大如小指節之肌瘤即刻變小，成為一時佳話。後來又在 2010 年於山東針灸大會上即席示範郭家消瘤針法，令在場的一位中醫師肋下的肌瘤迅速消散，技驚四座而聲名大噪。郭嘯天醫師德術兼優，知識淵博，為人謙厚，是一位不可多得的名醫。承蒙郭嘯天前輩厚愛，非常感恩親授筆者無針消瘤法「摸得較」，不過筆者沒有在此病案中採用此手法。

從以上病例中可見正骨後淋巴結腫塊立即消散，另外，臨床上亦不乏有病人來診時，手掌顏色原本顯得瘀黑或呈灰色，經正骨後手掌顏色馬上回復正常紅潤的例子。可見經絡、氣血阻塞對身體影響帶來的嚴重性，以及保持經絡氣血通暢的重要性。而矯正關節之錯位，更是疏通經絡非常重要的一環。

需要留意的是，細心的觸診非常重要，找出錯位的筋骨對症處理。正骨時，手法要輕要柔，切忌弄痛患者，粗暴的手法所造成的疼痛會使身體產生抗拒，這樣將會造成傷上加傷，或可能導致無法修復。

另外，筆者想強調的是，以上的案例是一例特殊案例，而不是最好的案例。因為把腫瘤一次消掉的話，我們難以控制毒素往哪裡排放，所以對於腫瘤、腫塊，最好不要一次消除，要採用逐漸化減的方式。筆者幾位老師及郭嘯天前輩仙遊前也再三強調這一點，希望讀者們也當注意。

總結

　　五音療法配合儀器、結合董氏奇穴的發揮,將「樂與人和」、「天人合一」作為理想境界,使陰陽平衡以達致最佳療效。與此同時,五音療法為畏懼針刺的病人提供了嶄新的治療方式,這對他們來說無疑是一種福音。董氏奇穴不論是在針灸,或是用五音代替毫針作無針針灸,只要做到斷症正確、選穴精、取穴準,都可以有效、迅速地幫助病人解除病苦。董氏奇穴是一項瑰寶,內裡典藏著高療效的醫術,十分值得研究和推廣,希望讓更多病人能夠受惠。

　　五音療法以音頻代替銀針,除了能迅速調和氣血、調節臟腑、使陰陽平衡、治療病痛時標本並治之外,它的另一優點是非侵入性、安全、無痛,能以無創傷帶給病人最大的療效,絕對符合當今提倡的綠色醫療。另外醫療是一個有風險的行業,行醫時如履薄冰,事關人命,治療時病人的安全必須放在首位。加上現在病人權益意識高漲,動輒就得告上法院,曾有報紙報導過有一位病人因針灸後肌肉出現瘀痕而向那位給她扎針的醫師提出訴訟,訴訟為施針者帶來長時間精神上的壓力和困擾。有見於此,若醫師能用安全無創傷的方法為病人施以治療,這樣病人不但得益,醫師也同時保障了自己,這點對醫師來說也非常重要。由此可見,五音療法以音頻代替銀針而達到針灸療效,無論是在療效上還是安全性上,都十分值得推廣,也絕對是與時俱進的綠色醫療。

　　筆者僅把個人多年的研究及臨床心得寫出來與各位同道分享,旨在拋磚引玉,期望中華醫學與時並進、風華再現並邁向國際。

注釋

1. 詳見劉為民西醫博士，《美國僑網》，2015 年 3 月 23 日；以及 Robert S. Mendelsohn, M.D., *Confessions of a Medical Heretic* (New York：McGraw-Hill Education, 1990).

2. 香港教育學院心理研究學系，〈痛症研究先鋒〉，《HKIEd news 教院動態》，第六期，2013 年 7 月。

3. 曹成章，《法國鍼灸音樂之商兌》（台北：國立中國醫藥研究所出版，1982），頁 8。

4. 李建民，〈王莽與王孫慶 —— 記公元一世紀的人體刳剝實驗〉，《新史學》10 卷 4 期（1999），頁 1-29。

5. 李昂，〈金鳳漢的悲劇〉，《科學史話》484 期（2010），頁 314。

6. 吳清忠，《人體使用手冊》（台北：達觀出版，2007），頁 54。

7. 祝總驤、郝金凱，《針灸經絡生物物理學 —— 中國第一大發明的科學驗證》（北京：北京出版社，1989）。

8. 鄧宇等，〈中醫分形集〉，《數理醫藥學雜誌》3 期（1999），頁 264-265。

9. 張維波，《經絡是甚麼》（北京：中國科學技術出版社，1997），頁 65。

10. 費倫、承煥生，〈經絡物質基礎及其功能性特徵的實驗探索和研究展望〉，《科學通報》43 卷 6 期（1998），頁 658-672。

11. J. Guo et al., "Revealing acupuncture meridian-like system by reactive oxygen species visualization," *Bioscience Hypotheses*, 2 (6) (2009): 443-445.

12. Shyang Chang, "The meridian system and mechanism of acupuncture: A comparative review. Part 1: The meridian system," *Taiwanese Journal of Obstetrics & Gynecology* 51 (2012): 506-514.

13. Shyang Chang, "The meridian system and mechanism of acupuncture: A comparative review. Part 3: Mechanisms of acupuncture therapies," *Taiwanese Journal of Obstetrics & Gynecology* 52 (2013): 171-184.

14. Shyang Chang, "The Essence of Meridians, Mechanism of Acupuncture and Its Challenges to the Basic Tenets in Neuroscience." (presentation, National Tsing Hua University, Hsinchu, Taiwan, March 5, 2011).

15. 翁清松、胡威志、莊朝欽、許善華，〈四種不同的電刺激模式於人體穴位之經絡及肌電現象之研究〉，《中原學報（自然科學及工程系列）》，32 卷 3 期（2004），頁 373-381。

16. 曹成章，《法國鍼灸音樂之商兌》（台北：國立中國醫藥研究所出版，1982），頁 20。

17. 《黃帝內經・靈樞・經脈》

18. Shyang Chang, "The meridian system and mechanism of acupuncture : A comparative review. Part 1: The meridian system," *Taiwanese Journal of Obstetrics & Gynecology*, 51 (2012): 506-514.

19. 翁清松、胡威志、莊朝欽、許善華，〈四種不同的電刺激模式於人體穴位之經絡及肌電現象之研究〉，《中原學報（自然科學及工程系列）》，32 卷 3 期（2004），頁 373-381。

20. 朱丹溪，《丹溪心法》。

21. 朱丹溪，《丹溪心法》

22. 《難經・六十一難》

23. 《難經・六十一難》

24. 《難經・六十一難》

25. 《難經・六十一難》

26. 賴金雄，《董氏針灸奇穴經驗錄》（台北：志遠書局，2003），頁 6。

27. 賴金雄，《董氏針灸奇穴經驗錄》（台北：志遠書局，2003），頁 6。

28. Chuan-Min Wang, *Introduction to Tung's Acupuncture* (Chicago: Chinese Tung Acupuncture Institute, 2013), 146.

29. Chuan-Min Wang, *Introduction to Tung's Acupuncture* (Chicago: Chinese Tung Acupuncture Institute, 2013), 19.

30. Chuan-Min Wang, *Introduction to Tung's Acupuncture* (Chicago: Chinese Tung Acupuncture Institute, 2013), 19.

31. 楊維傑，《董氏奇穴講座 —— 治療學》（美國洛杉磯：美國中醫文化中心，2006）。

32. Robert S. Mendelsohn, M.D., *Confessions of a Medical Heretic* (New York: McGraw-Hill Education, 1990).

33. 楊維傑，《董氏奇穴講座 —— 穴位學》（美國洛杉磯：美國中醫文化中心，2006）。

34. 楊維傑，《董氏奇穴講座 —— 穴位學》（美國洛杉磯：美國中醫文化中心，2006）。

35. 《針灸甲乙經》

36. 郭家樑，《實用中國針灸經穴學》（台北：眾文圖書公司，2008），頁 387。

董氏奇穴參考文獻

1. Wang, Chuan-Min. *Introduction to Tung's Acupuncture.* Chicago: Chinese Tung Acupuncture Institute, 2013.

2. 胡炳權。《董氏針灸全集驗證》。台北：志遠書局，1997。

3. 胡炳權。《董氏針灸圖譜治療學》。台北：志遠書局，1998。

4. 楊維傑。《董氏奇穴講座：穴位學》。美國洛杉磯：美國中醫文化中心，2006。

5. 楊維傑。《董氏奇穴講座：治療學》。美國洛杉磯：美國中醫文化中心，2006。

6. 楊維傑。《董氏奇穴針灸學》。台北：志遠書局，1999。

7. 賴金雄。《董氏針灸奇穴經驗錄》。台北：志遠書局，2003。

第二篇

五音療法百選案例

本篇章醫案所記載之療效，是指患者在五音療法治療後即時獲得之療效。部分患者在接受最後一次治療後，雖仍感覺有極輕微的不適，但回去後那最後的輕微不適感便隨之消除而痊癒了，這些情況得待患者介紹親友來診或下次有病求診時回饋筆者才知道。對於有些在病好了九成至九成半後便停止接受治療的患者，由於難以繼續追訪，本書醫案只能如實記錄當時情況。

當我們在正確診斷後，應選定治療該病之經絡及穴位，定好相應之五音。例如肝屬木，五音即是角音（3 mi）。再以不同穴位的深淺，來決定音頻進入穴位深淺，其深淺相當於針灸針刺入該穴的深淺。一般分為淺、中、深。以肝經為例，位於腳趾的大敦穴的角音最淺；腳掌上的火主穴之角音為中；大腿上的明黃穴的角音最深。定穴定音之後，把「導音棒頭」對準穴位並接觸皮膚，調好音頻開動儀器。這時儀器發出音頻，五音由導音棒延綿不斷地傳導到穴位裡，代替銀針刺激穴位。我們都知道音速非常快，當音頻透過傳導進入穴位後，會順著經絡如環無端地高速運行，從而迅速地疏通經絡、調和氣血、平衡陰陽，達到治療疾病及調理臟腑的效果。

本篇標示「＊」處，穴位主治資料參考了楊維傑的《董氏奇穴針灸學》（台北：志遠書局，1999）一書。

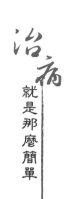

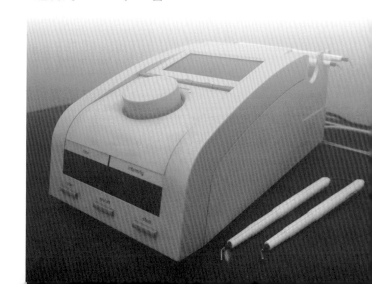

頭面部疾病

案例一 頭暈

女，42歲，主要症狀為頭暈目眩、視力不清、覺得眼壓高、神疲肢倦、臉色青黑、說話無力、聲音沙啞微弱。

來本診所之前，患者曾向西醫內科、腦科求診，並且做了各種檢查，包括核磁共振（MRI）掃描、驗血等，但檢查結果出來全部正常。唯有X光片的報告顯示頸椎弧度較直和有點歪，醫生看了X光片後的結論是頸椎退化沒辦法治療，初步診斷患者為梅尼爾氏症。由於患者發音無力及聲音沙啞微弱，因此院方懷疑喉嚨長東西，由耳鼻喉科專科醫生檢查後，發現咽喉沒有問題，而且也不是梅尼爾氏症。醫生診斷改為過濾性病毒，於是開了止暈藥等，患者服藥兩星期後不僅沒有半點好轉，病情反而每況愈下，於是前來求診。

2月16日一診，患者並沒有帶X光片和MRI片來看病。筆者檢查完畢，診斷出患者既不是梅尼爾氏症，也不是過濾性病毒，而是頸椎錯位及頸椎間隙變窄，令大腦供血不足而造成眩暈，而頸椎錯位同時也壓迫到神經，更造成經絡不通，影響各臟腑功能。而之前誤診錯治的結果致使患者陽虛、氣虛、腎虛，因而導致發音無力、聲音沙啞微弱。所以筆者認為發音的問題不用特別處理，只要治好頸椎錯位和頭暈、調好五臟，發音的問題自然就能迎刃而解。

患者在經過柔式手法矯正頸椎錯位後，眩暈、精神不振、視力不清等狀況立即有了改善。

初診

取穴

靈骨、曲池：商 293.66Hz-15'

鎮靜：變宮 987.77Hz-15'

明黃、其黃穴：角 329.63Hz-15'

腎關：宮 130.81Hz-15'

療效　眩暈狀況減輕、臉色改善、精神好轉，視力及發音也恢復很多。

 複診

取穴

明黃、其黃穴：角 329.63Hz-15'

曲池：商 293.66Hz-15'

內關：徵 392Hz-15'

鎮靜穴：變宮 987.77Hz-7'

療效　眩暈減輕，諸症大有好轉，感覺舒適得多。

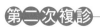 **第二次複診**

時值年三十，患者四處奔波辦年貨，由於過於勞累，又導致眩暈、聲音微弱。

取穴

靈骨、曲池：商 293.66Hz-15'

陽陵泉、火主穴：角 329.63Hz-15'

鎮靜、百會：變宮 987.77Hz-15'

內關：徵 392Hz-15'

療效　眩暈大為減輕，感覺舒適得多，說話聲音近乎正常。

治病
就是那麼簡單

第三次複診

取穴

靈骨、曲池：商 293.66Hz-15’

內關穴：徵 392Hz-15’

明黃、火主：角 329.63Hz-15’

鎮靜、百會：變宮 987.77Hz-15’

療效 各種症狀大為改善，近乎痊癒。

第四次複診

取穴

腎關、光明穴：宮 130.81Hz-15’

明黃、陽陵泉、火主穴：角 329.63Hz-15’

內關：徵 392Hz-15’

曲池：商 293.66Hz-15’

療效 眼睛視力變得更為清晰，眼壓高的感覺消失，眩暈消
除、精神飽滿、臉色佳、說話聲音如常人，痊癒。

醫師筆記

　　《素問·至真要大論》指出，「諸風掉眩，皆屬於
肝」。董氏奇穴中的天黃、明黃、其黃穴，是治肝的要
穴，本案用其調肝。靈骨穴則補木生火，溫陽補氣，又
屬董氏奇穴之肺之支神經，肺屬金，金與聲音相應，在
溫陽補氣之餘又能治療患者發音無力、聲音沙啞。腎關
補腎，腎藏精納氣，精足則耳聰目明，當肺氣肅降腎納
氣，自然陰陽和合。

曲池穴為大腸經之合土穴，「合主逆氣而泄」，加上肺與大腸表裡，大腸又與肝通，配八脈交會穴之一的心包經絡穴內關，是止暈止嘔特效穴組。

鎮靜穴位於兩眉之正中間上三分，皮下穴深一分至二分。鎮靜作用很強，主治神經錯亂、四肢發抖、兩腿酸軟、四肢神經麻痺、小兒夢驚*，配合肝叉穴、腎關穴治療失眠很有效。

案例二 頭暈

女，76歲，主要症狀為終日不停流鼻涕和眼淚，咽乾口苦、畏光一年多。最近因患梅尼爾氏症住院四天，出院後仍感覺眩暈欲嘔，經中西醫治療後效果不彰。除此之外，患者並患有耳聾，需要戴著助聽器才能聽到聲音，西醫診斷為不能治療的退化性耳聾。這名病患第一次前來求診時，因眩暈之故需倚靠雙手摸牆而入，步履蹣跚，血壓162/85mmHg。筆者為患者施以推橋弓手法後，血壓雖然已降至145/81mmHg，但仍然過高，不適宜做五音音頻療法。由於患者畏懼針灸，於是一開始採用無針治療，血壓正常後改用五音療法治療。

初診

取穴

內關、曲池、木穴

療效 血壓降至124/64mmHg，精神及各症狀改善，離開診所時已經不需要扶牆而行。

複診

主要症狀為小腿疼痛。取穴

內關、曲池、木穴、靈骨

療效 還有一點頭暈，但各症狀改善，人顯得精神得多，小腿疼痛消除。

第二次複診

取穴

內關：徵 349.23Hz-15'

曲池：商 293.66Hz-15'

木穴：商 587.33Hz-15'

中白穴：變宮 987.77Hz-15'

療效 以五音療法治療後各種症狀好轉，眼睛已經不會畏光。

第三次複診

各種症狀減輕，只餘輕微不適，血壓 119/60mmHg。取穴

內關：徵 349.23Hz-15'

木穴：商 587.33Hz-15'

腎關、人皇：宮 261.63Hz-15'

療效 諸症大為改善，病人感覺身體狀況良好。

第四次複診

主要症狀為大腿有沉重感。取穴

心門、內關：徵 349.23Hz-15'

木穴：商 587.33Hz-15'

腎關：宮 261.63Hz-15'

療效 感覺良好，大腿的沉重感消失。

第五次複診

患者主要症狀為雙腿無力，有很輕微的頭暈及流少許眼淚，有兩天沒有大便。取穴

木枝：宮 523.25Hz-15'

內關：徵 349.23Hz-15'

腎關、豐隆：宮 261.63Hz-15'

木穴：商 587.33Hz-15'

療效 患者十天內共治療了六次，血壓回降且轉為正常，耳朵恢復聽覺，不需要再戴助聽器就可以聽得見聲音，痊癒。

醫師筆記

　　筆者認為患者的耳聾並非全因退化造成，主要是鼻淚管阻塞導致眼淚整天流不停，而長期流鼻涕造成耳咽管阻塞，因此治好了鼻涕及眼淚長流之症，便解決了鼻淚管、耳咽管阻塞的問題，自然能恢復聽覺。

　　本案用「內關穴」疏三焦、止暈、寧心安神。而十三鬼穴之一的「曲池穴」為合穴，「合主逆氣而泄」，「合治內腑」，疏邪熱，調和氣血，此二穴皆能雙向調整血壓、治療高血壓或血壓低所引起的頭暈亦非常有效。

　　木穴在手之陰掌，食指之第一節內側（靠近中指），取穴三份分，共二穴，穴深 2 ～ 3 分。屬於董氏奇穴之肝神經，主治肝火旺，脾氣燥。對於治療流鼻涕的症狀可止於頃刻，治療手部皮膚病如主婦手也非常有效＊。

治病
就是那麼簡單

案例三 頭痛

　　女，51 歲，主要症狀為頸椎緊繃疼痛、頭痛已經長達七年之久，經檢查患者甲狀腺腫大，後頸有一個約 1.5cm 大的腫塊隆起，嘴唇較黑，諸症曾求診中西醫，治療了多年均沒有改善，平日特別感到頭痛難耐。

　　初來診時同時發現患者舌歪、後頸髮際處出現紅斑，此為中風先兆。檢查後發現第五頸椎椎間盤突出，經手法矯正後，甲狀腺腫大及後頸腫塊立即變軟縮小。

初診

取穴
總樞穴點刺
九里穴：角 164.81Hz-15'
足三里、上巨虛：宮 130.81Hz-15'
靈骨、大白：商 146.83Hz-15'
療效 頸部緊繃疼痛及頭痛減輕、舌歪斜稍微轉正。

複診

取穴
足三里、上巨虛：宮 130.81Hz-15'
門金、水曲：宮 261.63Hz-15'
靈骨、大白：商 146.83Hz-5'
療效 頭部脹痛感減輕。

第二次複診

取穴
足三里、上巨虛：宮 130.81Hz-15'
靈骨、大白：商 146.83Hz-15'
重子、重仙：商 293.66Hz-15'

頭部脹痛好轉了五、六成，後頸髮際出現的紅斑，顏
色比之前轉淡。

第三次複診

主要症狀為右腿有麻痺及不適感，舌苔厚而白膩。取穴瀉總
樞穴、委中。
足三里、上巨虛：宮 130.81Hz-15'
靈骨、大白：商 146.83Hz-15'

療效 舌頭已經沒有歪斜的現象，解除了中風危機。舌苔變
薄近乎正常，右腿麻痺及不適感減輕，頭部脹痛好了
八成。

第四次複診

取穴
靈骨、大白：商 146.83Hz-15'
腎關、人皇：宮 130.81Hz-15'

療效 頭部脹痛近乎消除，大腿仍有輕微不適感。

第五次複診

取穴
九里：角 164.81Hz-15'
腎關、四肢：宮 130.81Hz-15'

療效 病況改善。

第六次複診

取穴
足三里、上巨虛：宮 130.81Hz-15'
靈骨、大白：商 146.83Hz-15'

療效 頭部脹痛痊癒，右腿剩極輕微的麻痺感，之後病患沒
有再來複診。

案例四 視力模糊

女，61 歲，主要症狀為最近兩、三天眼睛看東西有點模糊，來診當天的中午，使用電腦時突然眼睛出現疊影。診斷為腎虛所致。

初診

取穴

中白、下白穴：變宮 987.77Hz-15'

光明穴：宮 261.63Hz-15'

療效 視力恢復清晰，疊影消除。第二天再作同樣的治療，隨訪一年沒有復發。

醫師筆記

中白穴又名鬼門穴，位於陽掌尾指掌骨與無名指掌骨之間，距指骨與掌骨接連處五分，穴深 3 ～ 5 分 *。中白穴位於三焦經俞木穴附近，故補氣理三焦的作用甚強。透過臟腑別通之「腎與三焦通」，補腎療效很高。中醫認為腎藏精，腎精充足，則耳聰目明。另木應肝，肝開竅於目，故此穴治眼睛散光有效。筆者用中白穴治療好幾位突然出現視力模糊的患者，都取得非常好的療效。

案例五 過敏性鼻炎、耳鳴

女，47歲，主要症狀為肩背疼痛、腳跟疼痛、尾椎疼痛、嚴重過敏性鼻炎。因左側耳咽管閉塞多年，曾尋求西醫治療，服用了一年西藥卻完全無效。長期耳咽管閉塞導致患者左耳聾聽不見聲音、耳鳴，檢查後發現第七頸椎錯位，骶骨錯位，肺脾腎虛。

初診

取穴
重子、重仙穴：商 146.83Hz-15'
腎關、人皇穴：宮 130.81Hz-15'
療效 過敏性鼻炎及各種症狀好轉。

複診

取穴
靈骨、大白穴：商 146.83Hz-15'
腎關、人皇：宮 130.81Hz-15'
療效 過敏性鼻炎改善，肩背疼痛消除，整個人感覺輕鬆。

第二次複診

取穴
重子、重仙穴：商 146.83Hz-15'
腎關、人皇穴：宮 130.81Hz-15'
療效 各種症狀改善，過敏性鼻炎導致的流鼻涕好轉，但仍有少許鼻涕流出。

治病就是那麼簡單

第三次複診

取穴

重子、重仙穴：商 146.83Hz-15'

明黃、其黃穴：角 330Hz-15'

二角明穴：徵 784Hz-4'

療效 經治療後，患者尾椎疼痛近乎痊癒，閉塞的耳咽管通暢，恢復聽覺，耳鳴消除。而過敏性鼻炎也改善很多，在未接受五音療法治療之前，早上剛睡醒時會流很多鼻涕，擦鼻涕時大約需要用十張衛生紙方可完全擦乾。治療後，鼻涕流量減少，只需用一張衛生紙擦鼻涕就可以了。

第四次複診

主要症狀為手肘疼痛，檢查發現手肘、手腕內翻。經柔式正骨矯正後，手肘及手腕疼痛感消除。取穴

明黃、其黃穴：角 329.63Hz-15'

重子、重仙穴：商 146.83Hz-15'

二角明穴：徵 783.99Hz-3'

療效 尾椎疼痛消除，病人原有的沉重感覺也消失，身體頓感輕鬆。

第五次複診

取穴

明黃、其黃穴：角 329.63Hz-15'

木穴：商 587.33Hz-15'

重仙穴：商 146.83Hz-15'

第六次複診

取穴

明黃、其黃穴：角 329.63Hz-15'

重子、重仙穴：商 293.66Hz-15'

療效 患者流鼻涕的情況減少，另外未接受五音療法治療之前會流很多汗，現在流汗的情況也減輕不少，並且沒以前那麼怕熱。

第七次複診

近日木棉樹的棉絮飛揚，吸入後引起過敏性鼻炎發作打噴嚏流鼻涕。取穴

曲池：商 293.66Hz-15'

駟馬：宮 261.63Hz-15'

療效 過敏性鼻炎大為改善，沒有再流鼻涕。值得一提的是患者回家得走一條頗長的樓梯，以前上樓梯時得停三次才能走上去，治療後現在已經能夠一口氣走完樓梯。

醫師筆記

　　過敏性鼻炎俗稱鼻敏感，最常見的症狀是打噴嚏、流鼻涕、鼻塞等。非常有趣的是，除了極個別的過敏性鼻炎患者之外，幾乎所有患過敏性鼻炎的病人到本診所求診時，都不是為治療過敏性鼻炎而來，也沒提起這問題。全部病人都是筆者根據掌診，診斷出他們患有過敏性鼻炎，在治療其他病症時一併給予治療的。

　　奇怪的是幾乎每一位患有過敏性鼻炎的患者來本診所治療時，都對筆者說過敏性鼻炎對他（她）來說，並無所謂。因為他們早已經習以為常，能改善已經很滿意了，完全沒有打算花時間去根治過敏性鼻炎這種病症，而他們的病情改善後，一般都不會繼續治療直至痊癒。

* 另一耳聾病例請看案例二。

案例六 鼻塞

男，23歲，主要症狀為右鼻黏膜腫脹、長期鼻塞、流鼻涕，病況已經持續了 7 ～ 8 年，曾尋求中西醫治療均無效。而且嘴唇長期乾裂，臉色呈青黑色，面容枯槁晦暗顯得毫無生氣，長期神疲肢倦，手呈灰黑色。

初診

取穴

重子、重仙穴：商 146.83Hz-5'

曲陵：商 293.66Hz-5'

駟馬穴：宮 293.66Hz-15'

療效 鼻塞消除，手的顏色由灰黑轉為正常，臉色、嘴唇乾裂也有所改善，精神轉佳。

複診

取穴

曲陵：商 293.66Hz-5'

木穴：商 587.33Hz-5'

駟馬穴：宮 293.66Hz-15'

療效 初次治療後鼻塞已消除，經這次診療臉色好轉得近乎正常，嘴唇乾裂也大為改善。

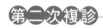

第二次複診

取穴

曲陵：商 293.66Hz-5'

木穴：商 587.33Hz-15'

馴馬穴：宮 293.66Hz-15'

療效 已經不會鼻塞，但早上剛睡醒時仍有一點鼻水，其餘時間則再沒有流鼻水。原本左腰部長有一粒約 3cm 大的脂肪瘤，施以「摸得較」作治療後，脂肪瘤變軟並且縮小。

第三～第五次複診

共再做三次治療，鼻塞、流鼻涕痊癒，嘴唇乾裂消除。

醫師筆記

此案例患者乃肺脾腎虛，肺金虛弱不制木，須解肝鬱令木條達不剋土，使肺金得土之氣自旺而生腎水。用木穴解肝鬱，合水穴曲陵泄逆氣，重子、重仙穴調肺氣、馴馬穴補土生金自然金水相生，木得水潤，五行相生循環。

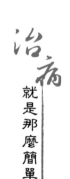

肩頸腰部疾病

案例七 頸痛

男，40 歲，頸項緊繃疼痛，頭向左右轉動時有困難，膝蓋有扯緊的感覺。

初診

取穴
四花上、四花中穴：宮 130.81Hz-3'
重子、重仙穴：商 293.66Hz-15'
水源穴：徵 783.99Hz-15'
療效 患者頸項緊繃疼痛及膝蓋有扯緊的情況大為改善。

複診

取穴
重子、重仙穴：商 293.66Hz-13'
四花上、四花中穴：宮 130.81Hz-13'
下白、次白穴：徵 783.99Hz-15'
療效 感覺輕鬆。

案例八 頸痛

　　男，62歲，驗車師父。患者由於長期要在車底抬頭驗車，不良姿勢導致頸椎歪斜錯位，同時有頸椎退化，後頸部嚴重腫脹隆起像個麵包似的。主要症狀為頸部十分疼痛，頭不能後仰，頸椎左右轉動的幅度很小，以及背部肩胛骨疼痛已經幾個星期。曾尋求中、西醫治療均毫無療效，最後前來求診。

初診

先以手法矯正頸椎錯位。取穴
水源穴：徵 783.99Hz-9'
承漿穴：變宮 987.77Hz-5'
腕順一、二穴：徵 196Hz-5'
地宗穴：變宮 493.88Hz-5'
療效 感覺較治療前輕鬆，疼痛減輕。

複診

取穴
正筋、正宗穴：羽 220Hz-5'
重子、重仙穴：商 146.83Hz-15'
療效 頸部腫脹消退，頸椎轉動較靈活及活動幅度增加，感覺較治療前輕鬆，疼痛減輕。

第二次複診

取穴
正筋、正宗穴：羽 220Hz-7'
重子、重仙穴：商 146.83Hz-15'
地宗穴：徵 349.23Hz-15'
腎關：宮 130.81Hz-5'

治病就是那麼簡單

第二次複診

取穴

肩中穴、上九里穴：徵 349.23Hz-15'

地宗穴：徵 349.23Hz-15'

腎關：宮 130.81Hz-15'

療效 頸部疼痛痊癒。

醫師筆記

　　這是因為頸椎歪斜錯位，導致經絡阻塞不通引起頸部腫痛，因而牽扯至背部膀胱經肩胛處疼痛的典型案例。正骨為必要的治療方案中之一環，但是注意年齡較大的患者，筋骨退化絕對不能採取用力「扳脖子」的方法正骨。否則會把韌帶扳拉鬆，後果將十分嚴重，會導致更多節頸椎關節錯位。關節錯位要利用角度來調整，要用非常輕柔、自然的手法來還原復位。

　　董氏奇穴之重子、重仙穴，位於手掌二二部位，虎口下一寸為重子穴，屬於董氏奇穴之肺分支神經。下二寸為重仙穴，穴深 1 寸，近肺經魚際，屬於董氏奇穴之肺分支神經、心細分支神經。主治背痛、肺炎、心跳、膝蓋痛 *。重子、重仙穴為董氏奇穴之肺分支神經，肺與膀胱通，膀胱病宜清肺氣為主，故重子、重仙穴治療膀胱經之肩背痛效果很好。筆者在臨床中常用來治療俗稱鼻敏感的過敏性鼻炎，也非常有效。

頸痛

　　女，30歲，主要症狀為頸椎有酸痛、緊繃的感覺，左膝腿無力。

初診

取穴
心門穴：徵 174.61Hz-15'
肩中穴：變宮 493.88Hz-15'
水源穴：徵 783.99Hz-15'

療效　患者治療後頸椎酸痛減輕，左腿無力改善，變得較有力了。

複診

取穴
四花上穴、肩痛穴：宮 130.81Hz-15'
二角明穴：徵 783.99Hz-15'
重子、重仙穴：商 293.66Hz-3'

第二次複診

取穴
重子、重仙穴：商 293.66Hz-15'
正筋、正宗、正士、博球穴：羽 440Hz-10'

第三次複診

主要症狀為左手麻痺，肩背痛。取穴
重子、重仙穴：商 293.66Hz-15'
腎關穴：宮 130.81Hz-15'

療效　手麻痺、肩背疼痛消除。

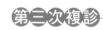

第四次複診

取穴

天宗、地宗、人宗穴：徵 392Hz-15'

心門穴：徵 392Hz-15'

療效 手麻痺、肩背疼痛痊癒。

案例十 **頸腰痛**

女，53 歲，經常覺得頸部及腰部疼痛，經診斷為腎虛引起的腰痛。

初診

取穴

重仙穴：商 146.83Hz-15'

腕順一穴：徵 196Hz-15'

療效 患者頸部及腰部疼痛改善，感覺輕鬆很多。

複診

取穴

重仙穴：商 146.83Hz-15'

腕順一穴：徵 196Hz-15'

療效 頸椎及腰部感覺更加輕鬆自在，沒有再複診。

　　腕順一穴位於後溪下五分，手掌黑白肉際處，穴深
1 寸～ 1 寸 5 分。主治腎虧所引起之頭痛、眼花，透過
同名經相通，治療太陽經之坐骨神經痛，四肢骨腫、重
性腰兩側疼痛、背痛、疲勞、腎臟炎＊。本穴在中午 1 ～
3 點時運用效果更大。

案例十一 ┃ 頸腰痛

　　女，27 歲，主要症狀為頸椎疼痛、腰疼痛、小腿酸痛，
左手無名指第三節瘀黑和腫痛。

初診

診斷為骨關節錯位致使經絡不通引起疼痛。正骨後左手無名
指第三節瘀黑腫即消除八成。

取穴

二角明穴：徵 783.99Hz-8'

一重穴：角 164.81Hz-8'

重子、重仙：商 146.83Hz-8'

九里、七里：角 164.81Hz-8'

療效　頸、腰、腿疼痛消除，左手無名指第三節瘀黑腫痛全消
　　　退，患者對即時顯著的療效既高興又驚訝。

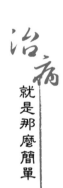

案例十二 肩頸痛

女，38 歲，主要症狀為頸肩疼痛、右手指麻痺、過敏性鼻炎。檢查後發現頸椎、腰椎錯位，先予柔式手法矯正錯位。

初診

取穴

腎關：宮 130.81Hz-15'

重子、重仙穴：商 146.83Hz-15'

療效 頸肩疼痛及右手指麻痺狀況改善不少，但未完全治癒。

複診

取穴

腎關：宮 130.81Hz-15'

重仙：商 146.83Hz-15'

療效 各種症狀大為改善。

第二次複診

經兩次治療後，只餘右肩有少許疼痛。

取穴

腎關：宮 130.81Hz-15'

重仙穴：商 146.83Hz-15'

療效 肩部疼痛及手指麻痺感消除。

　　臨床所見的手部麻痺，往往是由於頸椎有錯位壓迫神經所引起的居多，因此矯正頸椎錯位是必要的。而腎關為董氏奇穴之補腎要穴，近十四經的脾經合水穴，有脾腎雙補的效用。而脾主肉，腎主骨，腎為水，水生木，木主筋，因此是治療手部麻痺非常有效的穴位。

案例十三　肩頸痛

　　女，28 歲，主要症狀為肩頸緊繃疼痛多時，檢查得知 6、7 頸椎椎間盤突出。

初診

柔式手法正骨。取穴

重仙穴：商 293.66Hz-15'

腎關：宮 130.81Hz-15'

療效 患者肩頸緊繃疼痛感減輕。

複診

取穴

重子、重仙穴：商 293.66Hz-15'

腎關：宮 130.81Hz-15'

療效 肩頸疼痛消除。

案例十四 **肩頸痛**

　　女，31 歲，主要症狀為肩頸緊繃、有時疼痛，腰部兩側也有同樣狀況，經診斷為血瘀氣滯引起。

初診

取穴

次白穴倒馬：徵 783.99Hz-15'

二角明穴：徵 783.99Hz-15'

療效 肩頸腰部緊繃紓緩，感覺輕鬆。

複診

腰痛改善，小腿酸痛，胃氣脹。取穴

二角明穴：徵 783.99Hz-15'

心門穴：徵 392Hz-15'

門金穴：宮 261.63Hz-15'

療效 感覺輕鬆而且各種症狀消除。

醫師筆記

　　次白穴位於董氏奇穴二二部位，在手背第三指與第四指接合處後五分，穴深 3 ～ 5 分。主治小腿酸脹疼痛、頭痛、腰背痛，理氣活血，善治血瘀氣滯之症 *。

肩頸僵硬

女，24歲，主要症狀為頭暈而且頭部感覺沉重，頸項僵硬疼痛一路蔓延至肩膀。

初診

取穴
重仙穴：商 146.83Hz-15'
內關：徵 392Hz-15'
療效 各症減輕，患者感覺輕鬆。

複診

主要症狀為仍有些頭暈，以及頸項緊繃。取穴
重仙穴：商 146.83Hz-15'
曲池：商 293.66Hz-15'
療效 各種症狀消除。

 肩頸痛

男，40歲，主要症狀為頭部後方疼痛、右頸及肩背疼痛、手無力、兼有心悸的感覺，經西醫治療後不太見效，於是前來求診。

初診

取穴

重子、重仙穴：商 293.66Hz-15'

次白倒馬：變宮 987.77Hz-15'

複診

患者頸、肩背、手膊疼痛減輕了很多。此時才說道他在數日前，頭部被蜜蜂螫了一下，曾尋求西醫治療，服了幾天西藥，但現在頭部仍有麻痺疼痛的感覺。筆者手按患者的分枝下穴，不一會兒，患者頭部麻痺疼痛感覺即時消失，患者頻呼：「實在太神奇了！」

取穴

水源穴：徵 783.99Hz-15'

明黃、其黃穴：角 329.63Hz-15'

療效 諸症痊癒。

醫師筆記

分枝上穴在肩胛骨與肱骨連接之叉口下，穴深 1 寸～ 1.5 寸，稍向內斜下一寸五分便是分枝下穴，穴深 5 分～ 1 寸。主治藥物中毒、蛇、蝎、蜈蚣等蟲毒、狐臭、口臭、糖尿病、瘋狗咬傷、小便痛、淋病、食物中毒、全身發癢、瓦斯中毒、原子塵中毒等＊。筆者日常運用於治蟲咬之癢痛，的確十分有效。

肩頸痛

女，23歲，主要症狀為肩頸疼痛，經診斷為體弱肝腎兩虛。

初診

取穴
中白、下白穴：徵 783.99Hz-15'
九里穴：角 164.81Hz-15'
療效 頸肩疼痛立即大為減輕。

複診

取穴
重子、重仙穴：商 146.83Hz-13'
明黃、其黃穴：角 329.63Hz-13'
療效 頸痛消除。

第二次複診

主要症狀為頭部脹痛。取穴
靈骨、大白穴：商 146.83Hz-15'
明黃、其黃穴：角 329.63Hz-15'
療效 頭痛消除。

第三次複診

主要症狀為喉嚨癢，鼻不適。取穴
水金、水通穴：宮 523.25Hz-15'
馴馬穴：宮 261.63Hz-15'
療效 諸症痊癒。

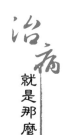

案例十八 肩 頸 痛

　　女，28 歲，主要症狀為肩頸疼痛多時。現在年輕人之肩頸疼痛，多是長期以不正確的姿勢使用電腦和手機所引起的。肩頸疼痛可謂都市病，在此提醒讀者使用電子產品時，保持正確姿勢的重要性。

初診

取穴
重子、重仙穴：商 293.66Hz-15'
療效 患者經治療後，感覺輕鬆。

複診

左肩胛疼痛。取穴
重子、重仙穴：商 293.66Hz-15'
腎關穴：宮 130.81Hz-15'
療效 疼痛感消除，感覺輕鬆。

案例十九 肩 頸 痛

　　女，40 歲，主要症狀為右肩頸疼痛約一年，多處求醫都無改善。

取穴

靈骨、大白：商 146.83Hz-15'

腎關：宮 130.81Hz-5'

重子、重仙穴：商 293.66Hz-3'

療效 肩頸疼痛消除。

醫師筆記

此案例是以脈取穴作治療的簡單有效例子，患者痛症已經約一年，右寸關及雙尺脈沉弱。右寸脈沉弱肺氣虛，久病入腎尺脈沉弱，陽氣必虛，用靈骨、大白溫陽補氣，腎關補脾腎，重子、重仙調肺氣，立止肩頸疼痛。

案例二十 肩頸痛

女，23 歲，由於長期低頭使用手機，導致肩、頸、背疼痛。

取穴

明黃、其黃穴：角 329.63Hz-15'

重子、重仙穴：商 293.66Hz-15'

複診

經上次治療後已好得多，已沒有疼痛感。

取穴

九里、七里：角 164.81Hz-15'

重子、重仙穴：商 293.66Hz-15'

第二次複診

取穴

重子、重仙穴：商 293.66Hz-15'

腎關：宮 130.81Hz-15'

療效 肩、頸、背疼痛痊癒。

案例二一 頸痛

女，53 歲，主要症狀為頸部疼痛，睡覺時感覺手部麻痺。

初診

取穴

重子、重仙穴：商 146.83Hz-15'

腎關、四花外穴：宮 130.81Hz-15'

療效 感覺狀況改善。

頸部疼痛、手部麻痺感消除，但背部卻有些酸麻的感覺。

取穴

重子、重仙穴：商 146.83Hz-15'

腎關、四花外穴：宮 130.81Hz-15'

療效 感覺輕鬆。

醫師筆記

　　董氏奇穴七七部位之四花外穴，位於膝眼下七寸五分脛骨旁開一寸五分，穴深 1 寸～1 寸 5 分。主治急性腸炎、肋膜痛、胸部發脹、哮喘、少陽經的坐骨神經痛、肩臂痛、耳痛、頭痛、高血壓，更是刺血的要穴 *。

案例二二 **手部麻痺**

　　女，58 歲，主要症狀為右手麻痺約五年，曾尋求多位中西醫治療均無效，經朋友介紹前來求診。

　　患者來診時告知在此之前曾看過西醫，做過 X 光和 MRI 檢查，並告知檢查報告指頸椎沒問題。

　　病人沒帶 X 光片來診，但筆者檢查患者時，觸摸其頸椎發現第四頸椎椎間盤突出、第六頸椎錯位、右鎖骨錯位。

　　實在令人難以置信的是病人已做了 X 光和 MRI 檢查，報告有可能出錯嗎？詳問之下，原來這是患者幾年前做的檢查報告。

不過在臨床上檢查報告指病人沒有問題，而筆者憑手感觸摸檢查出患者關節有錯位，經矯正關節錯位後，病情馬上好轉的病人並不少見。

香港有報紙曾報導 2014 年 9 月 2 日的一宗醫療事故，香港某醫院一位九十二歲的病人，在插胃管餵食期間，胃管被誤插進肺部。在完成插胃管後，該醫院曾為病人拍 X 光片，以核實喉管是否插對了位置，但負責核實的醫生卻沒有從 X 光片發現錯誤，結果導致病人在兩天後死亡。這是看錯 X 光片的冰山一角，只不過因為出了醫療事故才曝光而已。

臨床中常常令人遺憾的是同一 X 光片，不同的醫生，往往有不同的解讀。X 光片雖然難以解讀細微的錯位，但有經驗的醫師憑其敏銳的手感，則是完全可以檢查出關節中細小的錯位。

那怎樣才稱得上手感敏銳呢？如對放在三張紙下的一條頭髮絲也能輕易摸出來，這便算得上是手感敏銳了。

初診

以手法矯正患者頸椎之錯位和頸椎椎間盤突出後，改善神經受到的壓迫，同時令經絡暢通，右手麻痺即時減輕。取穴
重子、重仙穴：商 293.66Hz-15'
腎關：宮 130.81Hz-15'
療效 右手麻痺感減輕。

複診

取穴
肩中倒馬：變宮 493.88Hz-15'
腎關：宮 130.81Hz-15'
療效 右手麻痺好轉達至七成。

第二次複診

取穴

腎關穴：宮 130.81Hz-15'

側三里、 側下三里：宮 130.81Hz-15'

療效 右手麻痺消除，但第二天手掌又有一點點的麻痺感。

第三次複診

主要症狀為近日小腿有抽筋情況。取穴

腎關穴：宮 130.81Hz-15'

天黃、明黃穴：角 329.63Hz-15'

療效 病情有改善。

第四次複診

取穴

腎關穴：宮 130.81Hz-15'

陽陵泉、火主穴：角 329.63Hz-15'

療效 病情有改善。

第五次複診

小腿抽筋情況消失。因換季節引起聲音沙啞，患者說每年換季都是如此。取穴

陽陵泉、火主穴：角 329.63Hz-15'

腎關穴：宮 130.81Hz-15'

失音穴：宮 261.63Hz-5'

療效 聲音沙啞的情況有所改善，右手麻痺消除。

第六次複診

右手小魚際處有一點點刺感，失音改善。取穴
明黃穴、陽陵泉、火主穴：角 329.63Hz-15'
腎關：宮 130.81Hz-15'
失音穴：宮 261.631Hz-5'

療效 右手麻痺已消除，聲音沙啞改善了很多。

第七次複診

患者咳嗽，十分嚴重。取穴
明黃穴、火主穴：角 329.63Hz-15'
腎關穴：宮 130.81Hz-15'
陽陵泉：角 164.81Hz-15'
水金、水通：宮 523.25Hz-7'

療效 咳嗽即時減輕，聲音改善嗓子開了許多，手部麻痺感消除。

醫師筆記

臨床中手部麻痺多半是由頸椎之錯位壓迫到神經所引起的，而麻痺一般比痛症較難治療。

失音穴位於董氏奇穴八八部位，在膝蓋內側之中央點及下二寸共二穴。主治嗓子啞、失音、喉炎，穴深 5～8 分 * 。

肩背痛

女，42歲，主要症狀為頸背膀胱經緊繃疼痛多時。

初診

取穴

重子、重仙：商 146.83Hz-15'（效微）

再取穴

正筋、正宗、正士、博球穴：羽 220Hz-5'

療效 頸背感覺輕鬆。

複診

取穴

腕順一穴：徵 196Hz-15'

九里、七里：角 164.81Hz-15'

頭後仰時頸椎仍有點痛，加：正士、博球穴：羽 220Hz-5'

療效 頸背感覺輕鬆，疼痛消除。

案例二四 **肩背痛**

女，30多歲，主要症狀為左肩部及肩胛骨處疼痛。

初診

取穴

重子穴：商 293.66Hz-15'

心門穴、腕順一穴：徵 196Hz-15'（療效微）

再取穴正宗、正筋、博球穴：羽 220Hz-10'
療效 疼痛減輕，療效佳。

複診
兩個多月後再次來求診，主要症狀為腰椎最近有外傷兼有骨
質增生，感到腰、頸背部疼痛。取穴
重子、重仙穴：商 293.66Hz-15'
二角明穴：徵 783.99Hz-15'
療效 感覺輕鬆自如。

案例二五 肩背痛

女，50 歲，主要症狀為右肩背部緊繃疼痛多年，感到十
分不適和困擾。

初診
取穴
重子、重仙穴：商 146.83Hz-15'
腎關：宮 130.81Hz-15'
療效 肩背疼痛減輕了許多。

複診
取穴
重子、重仙穴：商 146.83Hz-15'
腎關：宮 130.81Hz-15'
療效 肩背疼痛消除。

第二次複診

相隔兩星期後來診，主要症狀為右肩又有些疼痛。取穴

腕順一穴：徵 196Hz-15'

腎關：宮 130.81Hz-15'

療效 肩背疼痛痊癒。

醫師筆記

　　肩痛的患者要注意肩部保暖和手不能提重物，不然很難治癒和容易復發。

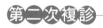 案例二六 **肩背痛**

　　女，26歲，主要症狀為肩胛疼痛。右寸脈弱左尺脈沉弱，結合手診，診斷為肺腎兩虛。

初診

取穴

重子、重仙穴：商 293.66Hz-15'

腎關：宮 130.81Hz-15'

療效 感覺輕鬆，疼痛消除。

案例二七 肩背肘痛

女，26 歲，主要症狀為右肩背部痛、右手肘腫痛數月，曾經尋求數位中、西醫治療均無效，由同事介紹來診。經檢查第七頸椎有錯位，先施以柔式正骨復位 *。

初診

取穴

火腑海穴、曲池：商 293.66Hz-13'

靈骨、大白穴：角 164.81Hz-13'

肩痛穴：宮 130.81Hz-3'

複診

取穴

火腑海穴、曲池：商 293.66Hz-13'

肩痛穴：宮 130.81Hz-3'

靈骨、大白穴：商 146.83Hz-13'

第二次複診

取穴

靈骨、大白穴：商 146.83Hz-13'

重子、重仙穴：商 293.66Hz-13'

陽陵泉、肩痛穴：宮 130.81Hz-3'

第三次複診

取穴

明黃、其黃穴：角 329.63Hz-15'

靈骨、大白穴：商 146.83Hz-13'

療效 右肩背部疼痛及右手肘腫痛痊癒。

火腑海穴距離肘橫紋 4 寸，穴近手三里穴，屬董氏奇穴的肺分支神經、心之副神經。主治感冒、咳嗽、氣喘、鼻炎、坐骨神經痛、腰腿痠、貧血、頭暈眼花、疲勞＊。配曲池、靈骨、大白穴治網球肘特效。

案例二八 肩腰痛

女，26 歲，主要症狀為肩、腰疼痛已經一年多。經檢查第六、七頸椎椎間盤突出，第六頸椎有錯位，骶髂關節錯位，治療先以手法柔式正骨復位。

初診

取穴

重子、重仙穴：商 293.66Hz-15'

腎關：宮 130.81Hz-15'

治療後，肩頸感覺輕鬆，腰痛消除，但感覺骶骨有點痛。

再取穴

腕順一穴：徵 196Hz-5'

二角明穴：徵 784Hz-5'

療效 疼痛消除。

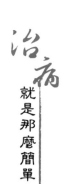

複診

患者兩星期後來診，主要症狀為感到右肩背部有少許疼痛以及腰酸。取穴

重子：商 293.66Hz-15'

二角明穴：徵 783.99Hz-15'

療效 肩背、腰酸痛消除，輕鬆自如。

醫師筆記

　　二角明穴位於中指背之第一節中央線上，三等份分法，向小指方向橫取 2 分，共二穴，屬董氏奇穴的腎神經。主治腰痛、閃腰岔氣、眉稜骨痛、鼻骨痛＊。這是治療腰痛、閃腰岔氣非常有效的穴位。

案例二九 肩腰痛

　　男，31 歲，症狀為左肩、左腰緊繃疼痛約一年。檢查後發現頸椎有錯位、腫脹，先以手法矯正頸椎之錯位。

初診

取穴

腎關、四花上穴：宮 130.81Hz-15'

重子、重仙穴：商 293.66Hz-15'

療效 疼痛減輕，感覺輕鬆很多。

取穴

腎關：宮 130.81Hz-15'

重子、重仙穴：商 293.66Hz-15'

療效 病人已大致痊癒，但還是叮囑需再複診一次，最終患者因工作十分繁忙未能前來複診。兩星期後介紹家屬來治病時，告知經過這兩次治療後，他的頸、腰疼痛已經痊癒。

案例三十 肩腰痛

男，39歲，日本人，他在香港朋友的陪同下前來求診。主要症狀為左肩緊繃疼痛，左腰感酸重，二十多年前曾遇車禍，導致至今仍感到左半身麻痺、左手麻痺感強，有胃痛史。檢查後發現該名病患有頸椎椎間盤突出、頸椎及胸椎有錯位。

初診

先以柔式手法正骨矯正頸椎及胸椎錯位。取穴

重仙穴：商 146.83Hz-15'

腎關：宮 130.81Hz-15'

療效 感覺輕鬆，手部麻痺感改善。

複診

各種症狀改善，左腳大姆趾及左手仍有一點麻痺。取穴

重子穴：商 146.83Hz-15'

腎關：宮 130.81Hz-15'

療效 麻痺感減輕。

第二次複診

主要症狀為腰骶部感到不舒服，瀉委中。取穴

重子穴：商 146.83Hz-15'

肺心穴：徵 783.99Hz-15'

正筋、正宗穴：羽 220Hz-15'

療效 各症狀改善，病人對療效很滿意。

第三次複診

患者自述以往睡醒時小腿會有抽筋的情況，現已不復出現了，
夜尿次數減少，腳部麻痺減輕。取穴

重子、重仙穴：商 146.83Hz-15'

腎關、人皇：宮 130.83Hz-15'

第四次複診

主要症狀為胃脹、噯氣，左腰疼痛。取穴

瀉委中，四花上穴、門金穴：宮 261.63Hz-15'

通胃、通背穴：宮 523.25Hz-15'

第五次複診

主要症狀為胃痛、胃酸倒流。取穴

瀉四花外，土水穴：商 293.66Hz-15'

天皇、腎關：宮 130.81Hz-15'

療效 病人的胃病得到改善，左半身麻痺及腰疼痛也大抵痊
癒，病人沒有再複診。

天皇穴位於董氏奇穴七七部位，在脛骨之內側陷中，近陰陵泉，穴深 8 分～ 1 寸。屬董氏奇穴的腎之神經、六腑神經、心之分支神經。主治腎臟炎、糖尿病、小便蛋白質，肩肘腕關節痛、臂痛、心臟病、心臟病引起的頭暈頭痛，失眠 *。

案例三一 肩背痛

女，37 歲，主要症狀為頸肩及背部疼痛，膝及腳底也疼痛數月，來診時唇呈黑色。患者唇黑說明病已及腎。

 初診

取穴

靈骨、大白穴：商 146.83Hz-13'
九里、七里：角 164.81Hz-15'

 複診

取穴

重子穴：商 293.66Hz-13'
腎關：宮 130.81Hz-13'
水源穴：徵 783.99Hz-5'

第二次複診

取穴

水源穴：徵 783.99Hz-15'

腎關穴：宮 130.81Hz-15'

第三次複診

取穴

水源穴：徵 783.99Hz-15'

重子、重仙穴：商 293.66Hz-3'

明黃、其黃：角 329.63Hz-15'

第四次複診

取穴

重子、重仙穴：商 293.66Hz-15'

天皇、腎關：宮 130.81Hz-15'

第五次複診

取穴

重子、重仙穴：商 293.66Hz-15'

木留、水曲穴：角 329.63Hz-15'

第六次複診

取穴

重子、重仙穴：商 293.66Hz-15'

腎關、人皇：宮 130.81Hz-15'

木留穴：角 329.63Hz-5'

療效 身體感覺輕鬆，痛症消除，唇從黑色轉淡見紅色。

案例三二 肩周炎（五十肩）

女，66 歲，來診時主要是因為兩天前左肩背開始疼痛，導致現在左手無法舉高，經診斷為肩周炎。

初診

取穴

腎關：宮 130.81Hz-15'

通關：徵 392Hz-15'

曲陵：商 293.66Hz-15' 瀉委中、肩背痛點

療效 疼痛減輕九成，左手已能舉高。但該晚因吃冰淇淋導致寒凝經絡，第二天肩背又開始疼痛，手又無法完全舉高。

複診

取穴

九里、陽陵：角 164.81Hz-15'

腎關：宮 130.81Hz-15'

曲陵：商 293.66Hz-15'

療效 肩背疼痛癒九成，左手已能舉高。

第二次複診

取穴

九里、陽陵：角 164.81Hz-15'

腎關：宮 130.81Hz-15'

曲陵：商 293.66Hz-15'

療效 肩背疼痛痊癒，左手能舉高並活動自如。

治病就是那麼簡單

醫師筆記

　　肩周炎若能在初期馬上治療，很快就可以治好，拖久了出現肌肉黏連筋縮者會比較難治，當中又以肩凝——俗稱冷凍肩者最為難治，需要較長時間才能治癒。

　　脾土主肉，治療時可先瀉曲陵令金不侮土，腎主骨，取腎關穴補腎治骨，再循經配病經之俞穴。痛點在肺經加太淵或魚際；痛點在大腸經加三間；痛點在中間加中渚；痛點在後加後溪；風夾濕重者加九里。

案例三三 肩痛

　　女，76 歲，症狀為右肩疼痛數日、手不能舉高過頭、頭暈、口舌乾燥完全無唾液兼口苦、腿無力，來診時步伐顯得遲緩。

初診

取穴
腎關：宮 130.81Hz-15'
曲池：商 293.66Hz-15'
陽陵泉、火主穴：角 329.63Hz-15'
內關、心門穴：徵 392Hz-15'
木穴：角 587.33Hz-5'

療效　右肩疼痛已痊癒，手能舉高並活動自如，腿也有力，走路輕快多了。另外頭暈、口苦也改善，口生津。

醫師筆記

　　此案患者年事已高腎氣衰，心弱、肝陽上亢。本案以心門穴強心、腎關補腎治骨、陽陵泉理筋、火主調血脈、木穴平肝陽上亢，內關理三焦、曲池疏邪熱，調和氣血止暈。音藥同理，正如老年人的藥量要用小兒量，五音療法對老年人來說也是一樣，用低輸出強度便可取得很好的療效。

案例三四　腰痛

　　女，80歲，老人家平時身體滿健壯，外表年輕看起來不到七十歲。主要症狀為最近腰腿疼痛數月，起臥時困難需要別人攙扶，經中西醫治療均無效，於是前來求診。

初診

取穴

委中、正筋、正宗穴：羽220Hz-15'　（無效）

再取穴

靈骨、大白穴：商146.83Hz-15'

療效　腰痛減輕。

複診

取穴

靈骨、大白穴：商146.83Hz-15'

中九里：角164.81Hz-15'

腎關：宮130.81Hz-15'

療效　腰痛減輕。

126

第二次複診

患者腰部疼痛明顯改善很多，起臥輕鬆。取穴

中白穴：變宮 987.77Hz-15'

九里穴：角 164.81Hz-15'

療效 腰痛減輕。

第三次複診

天氣驟然寒冷，腰稍有疼痛。取穴

靈骨穴：商 146.83Hz-15'

九里穴：角 164.81Hz-15'

療效 腰痛減輕。

第四次複診

腰痛經治療後逐次改善，起臥輕鬆得多，夜尿減少一次。取穴

九里穴：角 164.81Hz-15'

腎關：羽 220Hz-15'

療效 腰疼痛減輕，感覺輕鬆。

第五次複診

來診時腰已不再疼痛，起臥時已不需要別人攙扶。取穴

腎關：宮 130.81Hz-15'

腕順一穴：徵 196Hz-15'

療效 患者腰腿更感輕鬆。

第六次複診

起臥輕鬆，腰腿已經不會疼痛。取穴

九里穴：角 164.81Hz-15'

腎關：羽 220Hz-15'

療效 腰腿疼痛痊癒。

醫師筆記

老人家的腰痛，多為陽虛、氣虛、腎虛引起，靈骨、大白穴配腎關治療老年人腰痛非常有效。

靈骨、大白穴，是董氏奇穴非常重要的穴位之一。位於手掌二二部位，在第一掌骨和在第二掌骨接合處。靈骨穴深 1 寸 5 分～ 2 寸，屬董氏奇穴的肺支神經。近火穴故能補木生火，壯火溫陽補氣，治氣虛陽虛。主治由肺氣虛不足引起的肺炎、肺氣腫、坐骨神經痛、腰痛、背痛、手肘痛、腳痛、面神經麻痺、半身不遂、頭暈、頭痛、偏頭痛、婦女月經不調、經閉、經痛、腸痛、脫肛、難產、耳鳴、耳聾、及一切久病、怪病＊，可謂能治百病。

大白穴深 5 分～ 1 寸，屬董氏奇穴的肺支神經，大白點刺還可以退燒，而九里穴驅風之餘還可治療一切疼痛。

案例三五 | 腰痛

女，29 歲，患腰痛約一年多，主要症狀為每次月經期間，腰更加疼痛。來診時腰痛得很厲害，得吃止痛藥以紓緩痛楚。

初診

取穴

瀉委中，肺心穴：商 783.99Hz-15'

腎關穴：宮 130.81Hz-15'

療效 腰痛改善不少。

治病
就是那麼簡單

複診

適逢經期，腰雖疼痛，但已不需要吃止痛藥，痛楚的程度已可以忍受了。取穴

腕順一穴：徵 196Hz-15'

人中：變宮 987.77Hz-15'

束骨：角 660Hz-15'

療效 大抵已不會腰痛。

第二次複診

腰已經不會疼痛。取穴

腕順一穴：徵 196Hz-15'

人中：變宮 987.77Hz-15'

束骨：角 659.26Hz-15'

療效 感覺輕鬆，腰痛痊癒。

醫師筆記

　　腰為督脈及足太陽膀胱經所過，近後溪穴的腕順一穴屬董氏奇穴的肺支神經，具有小腸經俞穴的效用，同時與膀胱經同名經相通，加上一針透三穴，穴深 1 寸～1 寸 5 分。督脈人中為手足陽明脈之會，束骨為足太陽脈所注，亦是俞穴，「俞主體重節痛」。「後溪、人中、束骨」這一組合是楊維傑老師治療腰痛的常用穴，治療腰痛非常有效。

案例三六 **腰痛**

男，33 歲，症狀為左腰痛一年多，多處求診無改善。檢查後發現骶骨錯位，先以手法矯正。

初診

取穴

二角明穴：徵 783.99Hz-15'

腎關：宮 130.81Hz-15'

療效 腰疼痛消除。

醫師筆記

此案例腰痛的根源在於骶骨錯位引起，導致經絡不通，不通則痛。手法矯正骨關節錯位疼痛根源，再以五音療法活血疏通經絡。腎主骨，補腎和鬆解筋肌，腰痛即可豁然而癒。

案例三七 **腰痛**

男，43 歲，主要症狀為患腰痛約半年，診斷為心腎虛弱引起之腰痛。

初診

取穴

二角明穴：徵 783.99Hz-15'

腎關：宮 130.81Hz-15'

複診

取穴

二角明穴：徵 783.99Hz-15'

腎關：宮 130.81Hz-15'

中白、下白穴：變宮 987.77Hz-15'

第二次複診

取穴

心門穴：徵 392Hz-5'

中白、下白穴：變宮 987.77Hz-15'

療效 感覺輕鬆，腰痛消除。

醫師筆記

　　中白穴位於手背第四和第五掌骨之間，距指骨與掌骨接連處五分，穴深 3 分～ 5 分，屬董氏奇穴之腎分之神經，有補腎之效。主治腎虛引起之腰痛、腰酸、背痛、頭暈、眼睛散光、疲勞、腎臟性之坐骨神經痛、足外踝痛、四肢浮腫，配下白穴治療腎虧的各種病變效果非常好 *。

案例三八　腰痛

　　男，32 歲，三星期前扭傷腰部，曾經在其他診所尋求治療但均不見效。腰部仍然十分疼痛，致使他無法蹲下綁鞋帶，坐下後再站起來時，必須按著桌子支撐才能站起來。檢查後發現第二腰椎錯位，先給予手法矯正。

取穴

二角明穴：徵 783.99Hz-15'

中、下白：變宮 987.77Hz-15'

腰部仍有點疼痛，加心門穴、腕順一穴：徵 196Hz-5'

療效 腰痛大為改善，已能蹲下綁鞋帶，坐下後要站起來時，
已經不需要再按著桌子也能夠順利站起來了。

複診

取穴

委中：羽 220Hz-5'

九里、七里：角 164.81Hz-15'

腕順一穴：徵 196Hz-15'

人中：變宮 987.77Hz-5'

承漿：變徵 698.46Hz-5'

療效 腰大抵已不會疼痛，患者沒有再次複診。

案例三九 **腰痛**

女，32 歲，主要症狀為腰痛多時，有時臥床起來之後，
腰痛得不能夠走路，黑眼圈嚴重而且範圍很大。

初診

取穴

中白、下白：變宮 987.77Hz-15'

二角明穴：徵 783.99Hz-15'

肺心穴：徵 783.99Hz-5'

療效 腰部感覺輕鬆、腰痛減輕、眼眶周圍的黑色退淡。

複診

取穴
人中：變宮 987.77Hz-5'
承漿：變徵 698.46Hz-15'
腕順一穴：徵 196Hz-15'

療效　躺下後起臥較以往輕快得多，痛楚減輕而且感覺輕鬆。

第二次複診

經兩次治療後腰部疼痛減少，近日頸椎疼痛。取穴
重子、重仙穴：商 146.83Hz-15'
九里穴：角 164.81Hz-15'

療效　治療中已可見眼眶周圍的黑色減褪，治療後疼痛消除。

案例四十｜腰痛

女，27 歲，主要症狀為腰緊繃疼痛、右肩疼痛。

初診

取穴
曲陵：商 293.66Hz-15'
二角明穴：徵 783.99Hz-13'
腎關：宮 130.81Hz-13'

複診

取穴
承漿：變徵 698.46Hz-15'
鼻翼穴：宮 523.25Hz-15'
腕順一、二穴：徵 196Hz-15'
療效 身體感覺輕鬆，疼痛消除。

 案例四一 **腰痛**

　　女，47 歲，患有風濕、紅血球沉降速率 36，主要症狀為肩、頸疲勞、腰痛。檢查後發現有輕度脊椎側彎，以下治療輔以手法矯正脊椎側彎。

初診

取穴
二角明穴：徵 783.99Hz-13'
腎關：宮 130.81Hz-13'
療效 腰痛改善。

複診

腰痛減輕，右頸部感覺腫脹、緊繃。取穴
重子、重仙：商 293.66Hz-15'
腎關：宮 130.81Hz-15'
療效 疼痛減輕，頸、腰感覺輕鬆。

第二次複診

主要症狀為手指疼痛、頸部仍有點緊繃，腰部仍有點疼痛。

取穴

五虎一、三穴：商 587.33Hz-9'

九里穴：角 164.81Hz-9'

腎關：宮 130.81Hz-9'

療效 頸、腰、手指的不適消除。

第三次複診

手指偶爾會疼痛。取穴

五虎一、三穴：商 587.33Hz-15'

九里穴：角 164.81Hz-15'

第四次複診

取穴

靈骨、大白：商 146.83Hz-15'

腎關、人皇穴：宮 130.81Hz-15' 瀉委中

第五次複診

取穴

靈骨、大白：商 146.83Hz-15'

腎關、人皇穴：宮 130.81Hz-15'

第六次複診

取穴

九里穴：角 164.81Hz-15'

婦科穴：商 587.33Hz-15'

療效 頸、腰、手指疼痛痊癒，脊椎側彎已矯正。

五音療法百選案例

案例四二 腰痛

男，50歲，主要症狀為腰部緊繃疼痛、雙腳麻痺已經一個月，自從腰痛後有心悸的感覺，曾尋求五位醫師治療均無效而前來求診。

病人來求診時並沒有帶X光片前來，僅告知X光報告顯示L3、L4有骨質增生。筆者為患者檢查後，發現腰椎錯位，腰椎處見有一約6x10cm大的長形大腫塊，按之濡軟而不硬。第三腰椎有些滑脫、骶骨歪。筆者憑手感觸摸檢查出來的結果，與患者X光片報告完全相同，使病人對筆者增強了信心。

初診

先以手法矯正骨骼錯位後，隆起之腫塊即消一半。取穴
九里、七里：角 164.81Hz-15'
委中：羽 220Hz-15'
二角明穴：徵 783.99Hz-15'

療效 腰部即時感到輕鬆了很多，腰痛減輕，腰部隆起的腫塊消了三分之二。

複診

取穴
九里、七里：角 164.81Hz-15'
委中：羽 220Hz-15'
腕順一穴：徵 196Hz-5'

療效 腰痛改善，腰部的腫塊消除。

第二次複診

取穴

陽陵泉、火主：角 329.63Hz-15'

二角明穴：徵 783.99Hz-15'

委中：羽 220Hz-7'

療效 腰已經不會疼痛。

第三次複診

昨天下午腰又有點疼痛。取穴

委中：羽 220Hz-15'

正士、博球穴：羽 164.81Hz-15'

陽陵泉、火主穴：角 329.63Hz-7'

療效 感覺已回復正常，心悸消除，整個人輕鬆了很多。但第二天睡醒後腰部又有一點點緊繃和麻痺的感覺。

第四次複診

取穴

靈骨、火主穴：角 329.63Hz-15'

腎關、人皇穴：宮 130.81Hz-15'

二角明穴：徵 783.99Hz-5'

療效 腰部疼痛、緊繃、麻痺的感覺消除。

第五次複診

來診時覺得腰有一點極輕微的不舒適。取穴

委中、正士：羽 220Hz-15'

二角明穴：徵 783.99Hz-5'

療效 諸症消除，再做二次鞏固治療，痊癒。

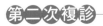

腰腿疼痛

男，38 歲，主要症狀為腰部運動創傷 6 年，右邊的腰部疼痛嚴重一些，腰痛延及右大腿外側也有疼痛之感。檢查發現患者第五腰椎及骶骨有錯位，以及患有輕度脊椎側彎、扁平足和過敏性鼻炎。

至於過敏性鼻炎及前列腺的問題，求診時患者自己並未提及，筆者觀象發覺問題順帶為其治療，雖然有所改善，但治癒則還需一些時間。可惜病人尚年輕，自己未能正視過敏性鼻炎及前列腺的問題，不準備繼續治療這兩種病。

初診

治療輔與柔式正骨。取穴
正筋、正宗、正士、博球穴：羽 220Hz-15'
重子、重仙穴：商 146.83Hz-10'
療效 疼痛減輕 30%。

複診

取穴
人中：變宮 987.77Hz-10'
後溪：徵 196Hz-10'
束骨：羽 880Hz-15'
二角明穴：徵 783.99Hz-10'
療效 治療效果佳，疼痛減輕 40%。

治病
就是那麼簡單

第二次複診

取穴

中白、下白穴：變宮 987.77Hz-15'

九里：角 164.81Hz-15'

療效 後腿外側疼痛改善很多，腰痛則效微。加二角明穴：
徵 783.99Hz-10' 腰痛好轉。

第三次複診

症狀為昨晚睡覺時感覺腰痛。取穴

二角明穴：徵 783.99Hz-15'

九里、七里穴：角 164.81Hz-15' 瀉委中

療效 腰痛明顯好轉，腿部疼痛則未見太大改善。

第四次複診

取穴

靈骨、大白：商 146.83Hz-15'

九里穴：角 164.81Hz-15'

療效 腰腿疼痛明顯改善，手色晦暗轉為紅潤。

第五次複診

取穴

靈骨、大白：商 146.83Hz-15'

火主、木留：角 329.63Hz-15'

療效 腰痛更為改善。

第六次複診

取穴

靈骨：商 146.83Hz-15'

火主、木留：角 329.63Hz-15' 瀉委中。

療效 整體改善，感覺輕鬆。

第七次複診

患者經過八次正骨治療後脊椎側彎已矯正。觀象發覺患者前
列腺有問題，詢問之下答「是」。取穴

木斗、木留穴：角 329.63Hz-15'

大間、小間：商 659.26Hz-15'

療效 各種症狀減輕。

第八次複診

取穴

鼻翼穴，效微，再取：木斗、木留穴：329.63Hz-15'

大間、小間：商 659.26Hz-15'

療效 各種症狀改善。

第九次複診

取穴

火主：角 329.23Hz-12'

水曲穴：角 329.23Hz-3'

水金、水通：宮 523.25Hz-3'

療效 各種症狀減輕，前列腺問題改善。

第十次複診

患者因去旅遊十幾天，不時需要自己搬提行李，勞累導致腰部兩側緊繃疼痛。取穴

靈骨、大白：商 146.83Hz-15'

九里：角 164.81Hz-15'

水金、水通：宮 523.25Hz-3'

第十一次複診

取穴

人中：變宮 987.77Hz-3'

腕順一穴：徵 196Hz-15'

水曲：角 329.63Hz-15'

二角明穴：徵 783.99Hz-15'

療效 腰腿疼痛痊癒，患者自覺身體比未採用五音療法治療之前強壯得多，運動後可很快恢復體力。另外脊椎側彎已矯正，扁平足矯正 50%，走路時感覺比以前良好。

案例四四　腰膝疼痛

女，66 歲，主要症狀為腰部疼痛已 7 ～ 8 年，同時左腿膝蓋腫痛、坐骨神經痛。經檢查後發現患者骶骨歪斜，髖骨外翻。

初診

柔式手法正骨復位。取穴

靈骨、大白穴：商 146.83Hz-15'

九里、七里穴：角 164.81Hz-15'

療效 患者腰腿疼痛減輕，左腿膝腫消除。

複診

取穴

靈骨、大白穴：商 146.83Hz-15'

腎關：宮 130.81Hz-15'

二角明穴：徵 783.99Hz-5'

療效 患者腰腿感到輕鬆，疼痛改善。

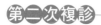 **第二次複診**

主要症狀為腿無力。取穴

木枝穴：宮 523.15Hz-10'

陽陵泉：角 146.83Hz-15'

腎關：宮 130.81Hz-15'

療效 感到腰腿疼痛消除，輕鬆自如，腿較之前有力。

案例四五 **肩痛**

女，48 歲，主要症狀為右肩疼痛、右膝腿彎疼痛，經診斷病在膀胱經。

 初診

取穴

大杼穴：羽 440Hz-12'

委中：羽 220Hz-5'

療效 感覺輕鬆、疼痛減輕。

複診

取穴

大杼穴：羽 440Hz-12'

正筋、正宗、正士、委中：羽 220Hz-12'

第二次複診

取穴

心門穴：徵 392Hz-15'

火主穴：角 329.63Hz-15'

腎關：宮 130.81Hz-5'

療效 感覺輕鬆、疼痛減輕。

第三次複診

取穴

肩中穴：徵 392Hz-15'

大杼穴：羽 440Hz-5'

療效 疼痛消除，感覺輕鬆活動自如。

醫師筆記

「骨會大杼」，足太陽膀胱經之大杼穴，位於第一
胸椎旁開 1 寸 5 分。治療後腿彎筋緊，效果非常好。

案例四六 坐骨神經痛

　　男，38歲，小腿四個月前開始疼痛，曾向多位中西醫尋求治療均無效。現在左腿疼痛已發展至由腰部一直到外踝及足背緊繃疼痛，而且無法彎腰。檢查後發現患者腰椎錯位，骨盤歪斜，位於骶骨處有一小肌瘤。診斷為腰椎錯位壓迫神經，肺氣虛引起之坐骨神經痛。

初診

先以手法正骨，「摸得較」手法消肌瘤。取穴
靈骨、大白穴：商 146.83Hz-15'
九里、七里穴：角 164.81Hz-15'

療效 腰腿疼痛減輕，已能彎腰，肌瘤縮小變軟。初診後，適逢筆者將離港約十天，筆者擔心病人在這段時間得不到治療，於是轉介另一中醫師針灸了兩次，無效。

複診

取穴
瀉委中、承山、靈骨、大白穴：商 146.83Hz-15'
九里：角 164.81Hz-15'
鼻翼穴：宮 523.25Hz-3'

療效 腰腿疼痛減輕。

第二次複診

取穴
靈骨、大白穴：商 146.83Hz-15'
九里穴：角 164.81Hz-15'
鼻翼穴：宮 523.25Hz-3'

療效 痊癒，腰腿疼痛消除，走路恢復正常。

治病就是那麼簡單

　　鼻翼穴在鼻翼中央上端的溝陷中，穴深 1 ～ 2 分，屬董氏奇穴的肺、腎、脾神經，治療氣虛、氣鬱所引致的各種疼痛非常有效。筆者常用來治療有氣虛現象的坐骨神經痛，療效顯著 *。

案例四七　坐骨神經痛

　　女，72 歲，主要症狀為左腿疼痛，由腰部一直痛到腳跟，經診斷為坐骨神經痛。

初診

取穴
靈骨、大白穴：商 146.83Hz-15'
腎關、人皇：羽 220Hz-15'
療效　腿部疼痛近乎消除。

複診

腿部仍感覺有點疼痛。取穴
靈骨、大白穴：商 146.83Hz-10'
九里穴：角 164.81Hz-10'
腎關、人皇：羽 220Hz-10'
療效　感覺輕鬆，腿部疼痛消除。

老年人的疼痛，多半帶腎虛和陽虛、氣虛，可用下三皇即腎關、地皇、人皇穴補腎，靈骨、大白穴溫陽補氣，十分有效。

案例四八 坐骨神經痛

女，64 歲，右腿患坐骨神經痛已經五年，曾向多方尋求治療均未見效所以前來求診。檢查後發現患者的坐骨神經痛是由腰椎間盤突出引起，決定先以手法矯正腰椎間盤突出。

初診

取穴

靈骨、大白：商 146.83Hz-15'

九里、七里：角 164.81Hz-15'

療效 坐骨神經疼痛改善很多，只剩腳外踝上仍有少許疼痛。

複診

取穴

靈骨、大白：商 146.83Hz-15'

九里、七里穴：角 164.81Hz-15'

療效 感覺輕鬆。

治病就是那麼簡單

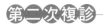

取穴

正筋、正宗、正士、博球：羽 440Hz-5'

靈骨、大白：商 146.83Hz-15'

九里、七里穴：角 164.81Hz-15'

療效 感覺輕鬆，近乎痊癒。

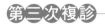

取穴

靈骨、大白：商 146.83Hz-15'

九里、七里：角 164.81Hz-15'

療效 腰腿感覺十分輕鬆，痊癒。

醫師筆記

　　位於董氏奇穴八八部位大腿外側中央線中點的九里穴，屬於董氏奇穴的肺之區支神經、四肢彈力神經。下二寸是七里穴，穴深 1 寸～ 2 寸。主治腰背痛、腰脊椎骨痛、半身不遂、神經麻痺、頸痛、頭暈、眼脹、手麻痺、腿痛、神經麻痺 *。九里、七里穴倒馬運用，是治療疼痛的第一要穴；近風市有極強的疏風作用，也是治療半身不遂的重要穴位。

　　這個病例取九里、七里穴驅風止痛，水曲穴相當於少陽經俞穴足臨泣，《難經・六十八難》曰「俞主體重節痛」，取該病經之俞穴配合，治療少陽經坐骨神經痛自然有效。

　　男，52 歲，主要症狀為左腿患坐骨神經痛約二個月，曾在其他診所做過針灸治療但無效，患者來診時只能走 10 ～ 15 分鐘的路而已，之後就走不動得坐下來休息。

初診

取穴

靈骨、大白：商 146.83Hz-15'　瀉委中

九里、水曲：角 164.81Hz-15'

療效 以委中去瘀阻，靈骨、大白補氣，九里、水曲穴驅風去濕止痛，病人治療後，腿部感覺輕鬆。

複診

取穴

靈骨、大白穴：商 146.83Hz-15'

鼻翼穴：宮 523.25Hz-5'

九里、七里：角 164.81Hz-15'

第二次複診

取穴

腕順一穴：徵 174.61Hz-15'

一重穴：商 146.83Hz-15'

人中：變宮 987.77Hz-5'

療效 感覺好了七成，原只能走路 10 ～ 15 分鐘，現已能走約一小時。

第二次複診

取穴

瀉委中，心門穴：徵 196Hz-15'

九里：角 164.81Hz-15'

療效 疼痛立即改善很多，之後病人未再複診。

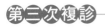 **案例五十** 椎間盤突出

女，61 歲，腰椎椎間盤突出，左膝腫痛無力。在本處中醫部經另一位中醫師針灸治療 15 次，情況改善，但針灸治療了多次依然膝腫不消，她在針灸後多次就此向筆者申訴。有見於此，筆者提議用五音音頻療法為她減輕膝蓋腫痛，她聽後半信半疑。

初診

取穴

八卦療法：宮 130.81Hz-4'

治療中即可看到膝腫在減退，治療完畢後，患者見只是用了幾分鐘的五音療法治療，她的膝腫脹已消退了大半和立即減輕疼痛，驚訝得頻呼「太厲害了！」。

四肢、關節疾病

案例五一 手腕疼痛

女，58歲，症狀為雙手腕疼痛一個多月，西醫診斷為發炎，病患服用消炎止痛藥一段時間後，效果不彰，因此前來求診。

初診

取穴
側三里、側下三里：宮 130.81Hz-12'
療效 手腕疼痛好多了。

複診

取穴
側三里、側下三里：宮 130.81Hz-13'
療效 手腕疼痛消除。

案例五二 手腕疼痛

女，46歲，主要症狀為右手腕腫痛多時，經檢查發現腕骨關節錯位。

初診

先給予手法矯正錯位後，手腕腫隨即消三分之二。取穴

五虎二、四穴：商 587.33Hz-15'

側三里、側下三里：宮 130.81Hz-15'

療效 手腕疼痛好了一半。

複診

取穴

側三里、側下三里：宮 130.81Hz-15'

九里、腕順一穴：徵 196Hz-15'

太淵：商 587.33Hz-3'

療效 手腕腫痛消除。

醫師筆記

　　側三里在膝眼下三寸，脛骨外廉向外橫開一寸五分，直下二寸是側下三里，穴深 5 分～ 1 寸。主治牙痛、面部麻痺，還有偏頭痛、三叉神經痛、手腕扭傷疼痛、腳跟痛等 *。

案例五三 手腕疼痛

　　男，29 歲，主要症狀為右手腕酸痛、手肘疼痛、兼有過敏性鼻炎、常流鼻涕，患者身體腎陽虛。

取穴

外關：變宮 246.94Hz-15'

靈骨穴：商 146.83Hz-15'

腎關穴：宮 130.81Hz-15'

療效 病人治療後各種症狀大為減輕。

醫師筆記

四天後介紹家屬來診時，告知 11 月 15 日治療後，他患的過敏性鼻炎在當天晚上大大改善，不再流鼻涕，同時連以前睡覺時打鼾的問題都消失，手腕、手肘疼痛也痊癒。

案例五四 膝痛

女，65 歲，主要症狀為膝蓋扭傷疼痛，X 光檢查發現有膝外翻和骨質增生。曾經西醫治療兩個多月，服用消炎藥及止痛藥，然而腿不但沒有消腫，反而越來越腫、越來越疼痛，甚至半夜會痛醒，需要扶著拐杖才能勉強走路。醫生指出：「以她的情況來說，她的膝蓋痛只能服用消炎藥和止痛藥紓緩，再過幾年則需要動手術換人工膝關節，除此之外並沒有其他辦法可以治療。」患者聽了之後十分無奈，不願坐以待斃，於是抱著試試其他療法的念頭前來求診。

筆者幫患者檢查後，發現她的髕骨外翻和寬扁足，施以手法矯正髕骨外翻後，腫脹了兩個月的膝蓋大抵已消腫，疼

痛也減輕。

　　由於病人在治療期間，膝蓋疼痛多次在治好了七、八成的時候再度扭傷，治療過程因此被拖得頗長，故每次治療的情況就不在這裡贅述。傷科有個說法：「傷筋動骨一百天。」也就是說，筋骨受了傷，韌帶也被拉鬆移位，拉鬆的韌帶在治療後大約需要三個月左右才能復原，固定關節。其實四肢關節因為經常活動的緣故，復原的時間更長。特別是膝關節，西醫也認為膝關節康復期，快則 6 ～ 9 個月，慢則一年至一年半。因為人體的膝蓋在上下樓梯的時候，承托身體重量等於人體體重的四、五倍，膝蓋的負擔之重可想而知。

　　而如何在骨骼矯正後，令拉鬆了的韌帶盡快恢復收緊，使關節能夠盡快地得以固定，那絕對是另外一個重要的課題。

　　值得一提的是，五音療法不單治癒了患者的髕骨外翻引致的膝蓋腫痛，同時連患者額頭上及眼眶周圍長了多年，20 ～ 30 粒的汗管瘤也治癒了大部分。西醫曾用雷射為她清除了 2、3 粒汗管瘤，但西醫認為用雷射清除後又會長出來，而且患者長的汗管瘤實在太多，所以建議她其餘的汗管瘤不必做雷射清除手術。患者在運用五音音頻療法治療膝蓋痛的同時，額頭上的汗管瘤漸漸地消失，剩餘眼眶下面幾顆比較大的汗管瘤雖未完全消除，但已縮小很多。

治療的穴位有：

心門穴：徵 392Hz-15'

火主穴、火硬穴：角 329.63Hz-15'

肩中穴：徵 392Hz-15'

腎關、人皇穴：宮 130.81Hz-15'

九里、七里穴、陽陵泉：角 164.81Hz-15'

木枝穴：宮 523.25Hz-15'
木斗、木留：角 329.63Hz-15'
大杼穴：羽 440Hz-15' 等穴位，
每次因當時情況取 3～4 個穴位配伍治療。

醫師筆記

　　中醫認為瘤主要是由於臟腑功能失調，氣血逆亂，以致瘀血、濁氣、痰凝留聚而成。除此之外，筆者認為還有一個重要原因，就是因為骨骼錯位導致經絡不通，使瘀血、濁氣凝聚而成，筆者在臨床上不乏矯正骨骼錯位後瘤即時消失的案例。

　　筆者常常這樣向病人解釋這種現象：這種情況有如渠道被物件阻塞，水與垃圾就積聚在阻塞之處，挪開阻塞物件，水自然暢通無阻，不會積聚。經絡猶如通道，只要沒有阻礙，就不會有瘀血、濁氣、痰凝的留聚。

案例五五 膝痛

　　女，51 歲，膝蓋腫痛一年多，走路、站太久都會膝蓋腫痛，多方求診皆無效。

初診

取穴
通天穴、通山穴：宮 261.63Hz-15'
療效 膝腫痛減輕。

第一～第二次複診

取穴

通天穴：宮 261.63Hz-15'

心門穴：徵 392Hz-15'

第三次複診

左膝疼痛好些，右膝外上側仍有點腫、筋硬、疼痛。

取穴

心門穴：徵 392Hz-15'

通天穴：宮 261.63Hz-15'

療效 疼痛減輕，腿比較有力，腫脹減退。

第四次複診

取穴

心門穴：宮 392Hz-15'

通天穴：宮 261.63Hz-15'

八卦療法：宮 130.81Hz-4'

療效 腿較有力，腿腫接近消退。

第五次複診

取穴

心門穴：徵 392Hz-15'

通天穴、通山穴：宮 261.63Hz-15'

療效 大抵痊癒，沒再複診。

心門穴位於董氏奇穴三三部位，手尺骨鷹嘴突起之
上端，離手肘一寸五分陷中，屬董氏奇穴的心之分支神
經，穴深 5 分～1 寸。主治膝蓋痛、肩痛、頸部皮膚病、
小兒麻痺、半身不遂、心臟炎、心跳胸悶、血管硬化、
鼻血等 *。治療膝蓋痛常配內關、火主穴，非常有效；
治療腿無力更是立見其效 *。

案例五六 膝痛

女，49 歲，主要症狀為左內膝腫痛，檢查後發現髕骨外
翻。髕骨外翻是指膝蓋髕骨歪斜不在正確的位置上，造成走路
的時候膝蓋關節骨磨骨，因而引起疼痛。如果髕骨外翻沒有即
時矯正，骨磨骨除了引起疼痛以外，更會磨損軟骨，造成提早
退化或使骨質增生。

初診

手法為患者矯正髕骨。取穴
心門穴：徵 392Hz-15'
九里穴：角 164.81Hz-15'
療效 膝腫消，只剩一點疼痛。

複診

取穴
心門穴：徵 392Hz-15'
九里穴：角 164.81Hz-15'

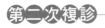

第二次複診

取穴

心門穴：徵 392Hz-15'

九里、七里穴：角 164.81Hz-15'

療效 膝腫痛痊癒，患者走路腳步輕鬆。

案例五七 膝痛

女，80歲，左膝疼痛近四個月，曾經尋求中、西醫治療後均不見改善，由女兒陪同前來求診。

檢查發現患者的左膝髕骨鬆動，內半月板突出，小腿有一段約8cm寬的皮膚呈灰黑色。臉色很黃，她告知從年輕至現在，她的臉都是黃色的，右眼角輕微下垂。

治療前筆者告訴老太太，用五音療法治療後，她臉上的皺紋都會減淡些。

老太太說：「那豈不是仙丹？」

筆者笑答：「當然不是。只不過五音療法不但能治療妳的膝蓋疼痛，還能同時調理五臟六腑，臟腑功能好了，人自然顯得年輕。如果不相信，治療前先為妳拍一張照片，治療後再為妳拍一張，妳就可以看到這事實。」

初診

先手法正骨，然後拍照。取穴

心門穴：徵 196Hz-12'

火主穴：角 329.63Hz-12'

療效 膝痛大減，臉色改善，由黃轉淡。治療後再拍照片，與治療前拍的照片對比，額頭上的皺紋明顯減淡，輕微下垂的右眼角變平了。

複診

取穴

肺心穴：徵 783.99Hz-15'

內關：徵 392Hz-15'

門金、火主穴：角 329.63Hz-5'

第二～第五次複診

共治療了四次。取穴

肺心穴：徵 783.99Hz-15'

內關：徵 392Hz-15'

療效 膝蓋疼痛消除，小腿有一段約 8cm 呈灰黑色的皮膚亦見轉淡，近乎正常膚色。

醫師筆記

肺心穴位於中指背第二節中央線上，第二指節三份分共二穴，皮下取穴，屬董氏奇穴的正中神經、心臟及肺分支神經，主治脊椎骨疼痛、頸痛、小腿脹痛。董公認為凡能治心的穴位都能治膝蓋疼痛，火主穴下有太沖脈，則調肝調血脈＊。

治病
就是那麼簡單

案例五八 膝痛

　　男，71 歲，左膝疼痛大約兩年了，近半年膝蓋每天都疼痛得很嚴重，且左腿無力。

初診

取穴

心門穴：徵 392Hz-8'

火主穴：角 329.63Hz-8'

療效 疼痛得到改善。

第一～第二次複診

取穴

心門穴：徵 349.23Hz-15'

火主穴：角 329.63Hz-15'

療效 膝疼痛消除，腿比以前較有力。

第三次複診

取穴

心門穴：徵 392Hz-15'

火主穴：角 329.63Hz-15'

療效 膝疼痛痊癒，腿更加有力。

腳踝痛

男，30多歲，推銷員。原本是走進本診所來推銷他的產品，只見他走路一跛一跛。詢問之下才知道是因為兩天前打籃球時扭傷足踝，足踝現在又腫又痛。有見於此，筆者便請他到診療室幫他治療。

初診

取穴

小節穴：商 146.83Hz-15'

療效 治療完畢後，足踝疼痛消除，立刻可以像平常一樣正常地走路，離開時已可大步走出診所。

醫師筆記

小節穴握拳取穴，位於大指本節掌骨旁黑白肉際上，向大陵方向斜取，穴深1寸～1寸5分，是治療腳踝痛和腳踝扭傷的特效穴＊。

案例六十 腳踝痛

女，54歲，昨天搭乘巴士，在下車時不小心扭傷腳踝，右外腳踝腫痛，今天拄著拐杖來診。診療先予手法矯正外踝關節錯位。

治病就是那麼簡單

初診

取穴

陽陵泉、火主：角 329.63Hz-15'

小節穴：商 146.83Hz-15'

> 療效 腳踝腫痛消除，第二天適逢是星期天診所休息，囑患者
> 如果腳踝還會疼痛則星期一複診，不會疼痛就不用複
> 診。星期一患者打電話告知，腳已經痊癒。

案例六一 │ 腳掌疼痛

　　女，15 歲，半年多前右腳底因在海邊踩到玻璃碎片而受傷，腳筋腱被玻璃片割斷了，做了筋腱接合手術。腳底傷口有 8cm 長，來診時腳腫、傷口的疤痕有硬結且疼痛，觸按疤痕硬結時更加疼痛，走路也使疼痛加重。檢查後發現患者腳掌骨錯位，兼有脊椎側彎，患者並訴說眼眶四周長期呈黑色（俗稱黑眼圈）。以下治療施予手法矯正腳掌骨錯位及脊椎側彎。

初診

取穴

正筋、正宗穴：羽 440Hz-9'

九里穴：角 164.81Hz-11'

> 療效 手術疤痕硬結變軟縮小，小腿腫脹退些，疼痛也大為
> 減輕。

複診

腳底疤痕疼痛好了 60%，要求消除眼眶四周黑眼圈。取穴

委中、正筋、正宗穴：羽 440Hz-9'

九里：角 164.81Hz-11'

重子、重仙穴：商 293.66Hz-15'

第二次複診

黑眼圈比以前退淡了些。取穴

委中、正士、博球穴：羽 440Hz-9'

九里穴：角 164.81Hz-3'

第三次複診

小腿腫脹消退，腳底疼痛消除，但按疤痕時仍有些疼痛。患
者當時正值經期，痛經。取穴

委中、正筋、博球穴：羽 440Hz-7'

門金、內庭：宮 261.63Hz-7'

療效 經痛大為減輕。

第四次複診

上次治療後已不會出現痛經的情況。取穴

委中、博球穴：羽 440Hz-5'

九里：角 164.81Hz-11'

婦科穴：商 587.33Hz-11'

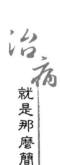

第五次複診

取穴

委中：羽 220Hz-15'

正筋、束骨：羽 440Hz-15'

婦科穴：商 587.33Hz-5'

療效 經治療後，再按腳底疤痕時已經不會疼痛，脊椎側彎
也已矯正。

醫師筆記

　　位於七七部位的正筋、正宗、正士、博球穴，在足
後根正中央。正筋、正宗屬董氏奇穴的脊椎骨總神經、
腦之總神經，距離足底三寸五分是正筋穴，穴深 5 分～
8 分；正筋穴上二寸是正宗穴，穴深 5 分～ 8 分；上四
寸是正士穴，穴深 5 分～ 1 寸，屬董氏奇穴的脊椎骨總
神經、肺之分支神經；上六寸五分是博球穴，穴深 1 寸～
2。主治脊椎骨閃痛、腰脊椎骨痛、頸項筋痛及扭轉不
靈、腦骨脹大、腦積水 *。

脊椎部位類疾病

案例六二　尾椎痛

女，66 歲，半月前在路上被電動腳踏車碰撞摔倒，尾椎疼痛。照 X 光片發現尾椎骨裂，經醫院治療後疼痛改善。但現在仍然覺得尾椎骨疼痛，來診時唇呈黑色。

初診

取穴

三叉三穴：變徵 174.61Hz-15'

心門穴：徵 392Hz-15'

木留穴：角 329.63Hz-15'

療效　止痛，原本唇呈黑色轉為紅色並且帶有光澤。

治療有效，以同方法再給患者治療五次，尾椎疼痛痊癒。

案例六三　脊椎側彎

女，43 歲，身體瘦弱，主要症狀為頸、肩、背長期疼痛，右膝疼痛、下手臂麻痺、過敏性鼻炎，肩膀活動時肩胛骨會發出咯咯響聲。病者患有以上痛症多年，雖然長期看中醫服藥醫治調理，但依然是體弱多病沒有改善。

治病就是那麼簡單

檢查後發現患者頸椎錯位、骨盤歪斜、有脊椎側彎。以下治療輔以手法矯正骨骼錯位及脊椎側彎。

初診

取穴

心門穴：徵 196Hz-15'

重子、重仙穴：商 146.83Hz-15'

療效 患者肩頸背部疼痛減輕很多，肩胛咯咯響聲消除。

第一～第二次複診

取穴

腎關：宮 130.81Hz-15'

重仙：商 293.66Hz-15'

療效 頸肩感覺輕鬆。

第三次複診

經三次治療後，肩頸背腰痛已得到很大改善，仍有一點疼痛。

取穴

明黃穴：角 329.63Hz-15'

腎關、人皇：宮 130.81Hz-15'

療效 腰痛改善。

第四次複診

患者有多年的嚴重痛經史，曾因痛經十分嚴重需要叫救護車送醫院。這次來診時正值月經期間，痛經、背部膏肓穴處疼痛。取穴

肺心穴：徵 783.99Hz-15'

明黃、其黃：角 329.63Hz-15'

門金穴：宮 261.63Hz-7'

療效 患者背部疼痛消除，經痛也即時紓緩。

第五次複診

患者仍正值經期期間，但已經沒有痛經的症狀。取穴

腎關：宮 130.81Hz-15'

四花外穴：宮 130.81Hz-15'

療效 患者背部疼痛消除。

第六次複診至痊癒

患者共再治療了二個療程，每次應當時情況取數穴配伍，主
要用穴有：

明黃、其黃穴：角 329.63Hz-15'

門金穴：宮 261.63Hz-7'

腎關、人皇穴：宮 130.81Hz-15'

肺心穴：徵 783.99Hz-15'

九里、七里穴：角 164.81Hz-15'

心門穴：徵 392Hz-15'

重子、重仙穴：商 293.66Hz-15'

腕順一穴：徵 392Hz-15'

通胃、通背穴：宮 523.25Hz-15'

四花外穴：宮 130.81Hz-15'

療效 肩、頸、背、腰疼痛痊癒，過敏性鼻炎及經痛已好八、
九成，身體狀況比治療前健康很多，已經不需要再服
中藥。脊椎側彎也已大致矯正，患者感到很滿意而結
束治療。

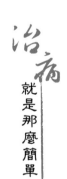

案例六四 脊椎側彎

女，24 歲，患嚴重腰痛已經 4～5 年，多年來腰部不論坐臥都感到十分疼痛，腰部疼痛致使她臥床時無法仰臥或側睡，只能俯睡，半夜經常因疼痛致醒。

檢查後發現患者有脊椎側彎，骨盤嚴重歪斜。脊椎側彎是患者腰疼痛的根源，因此必須為患者矯正脊椎側彎，同時結合五音療法治療。

初診

取穴

明黃、其黃穴：角 329.63Hz-15'

二角明穴：徵 783.99Hz-15'

療效 患者原本腰痛得無法仰臥，治療後腰痛減輕，已經可以仰臥了。

複診

取穴

明黃、其黃穴：角 329.63Hz-15'

二角明穴：徵 783.99Hz-15'

九里、七里：角 164.81Hz-3'

療效 腰部疼痛改善。

第二次複診

取穴

明黃、其黃穴：角 329.63Hz-15'

九里、七里：角 164.81Hz-3'

正宗、博球：羽 220Hz-3'

療效 感覺輕鬆，自覺腰部疼痛好了五成。

第三~第四次複診

取穴

明黃、其黃穴：角 329.63Hz-15'

正士、博球：羽 220Hz-15'

療效 感覺輕鬆。

第五次複診

心律不整，左腰側臥時會有些疼痛。取穴

明黃、其黃穴：角 329.63Hz-15'

二角明穴：徵 783.99Hz-15'

九里、七里：角 164.81Hz-5'

療效 心律正常，腰痛改善八、九成。

第六次複診

取穴

明黃、其黃穴：角 329.63Hz-15'

二角明穴：徵 783.99Hz-15'

療效 腰部疼痛減輕很多。

第七~第八次複診

取穴

明黃、其黃穴：角 329.63Hz-15'

九里、七里：角 164.81Hz-15'

二角明穴：徵 783.99Hz-3'

療效 仰臥、側臥時腰已經不會疼痛了，唯左腰部仍有一點
痛，但比以前減輕很多。

第九次複診

取穴

九里、七里：角 164.81Hz-15'

二角明穴：徵 783.99Hz-15'

療效 感覺輕鬆。

第十次複診

取穴

正士、博球：羽 220Hz-15'

二角明穴：徵 783.99Hz-5'

療效 來診時腰還有點疼痛和緊繃的感覺，治療後這些感覺
便得以消除。

第十一～第十四次複診

取穴

九里、七里：角 164.81Hz-15'

二角明穴：徵 783.99Hz-15'

療效 感覺良好，腰背已經不會疼痛。

第十五次複診

取穴

明黃、其黃穴：角 329.63Hz-15'

二角明穴：徵 783.99Hz-15'

第十六～第十七次複診

取穴

九里、七里：角 164.81Hz-15'

二角明穴：徵 783.99Hz-15'

療效 脊椎側彎已矯正，腰背坐、臥時都已經不再疼痛。結束治療後，患者送上感謝卡說：「由以前4、5年來連睡覺也疼痛，到今天能安然入睡，真不敢想像有這樣的一天。」

醫師筆記

肝主筋，天黃、明黃、其黃穴，統稱上三黃，為治肝的要穴。明黃穴位於大腿內側之正中央，上三寸為天黃穴，下三寸為其黃穴，穴深1寸5分～2寸5分之間。屬董氏奇穴的肝之總神經、心之總神經，表層屬腎之副神經，中層屬肝之神經，深層屬心之神經。

從上三黃用針的深淺，我們可看到董氏奇穴的奧妙，針的深度：淺為治腎、中為治肝、深為治心。主治肝硬化、肝炎、骨骼脹大、脊椎骨膜炎、肝機能不夠引起的疲勞、腰酸、眼暈、眼痛、肝痛、白血球症、梅尼爾氏症、帕金森氏症等 *。

案例六五 脊椎側彎

男，15歲，患有輕度過敏性鼻炎。脊椎側彎，髂骨嚴重後突和骶髂關節錯位，主要症狀為腰骶疼痛，疼痛引致他每晚臥床時都難以入睡，需要母親為他按摩紓緩後才能入睡。家長

曾花了好幾萬元為他在好幾家診所尋求治療，但改善不大。以下治療配合柔式正骨。

初診

取穴
二角明穴：徵 783.99Hz-15'
九里、七里穴：角 146.83Hz-15'
療效 感到疼痛減輕，身體覺得輕鬆。

複診

經過上次治療後腰骶疼痛減輕很多，睡眠素質也改善了很多。
取穴
二角明穴：徵 783.99Hz-15'
九里、七里穴：角 146.83Hz-15'
療效 腰骶疼痛大致消除，晚上已經不再需要按摩紓緩便能夠入睡了。

第二次複診

取穴
二角明穴：徵 783.99Hz-15'
中白、下白穴：變宮 987.77Hz-15'
療效 感到很舒適，特別是肩背，過敏性鼻炎痊癒。

第三次複診

取穴
靈骨、大白：商 146.83Hz-15'
重子、重仙穴：商 146.83Hz-15'
療效 脊椎側彎矯正，腰骶疼痛消除，痊癒。

脊椎側彎

女，32 歲，主要症狀為頸椎疼痛長達十年，腰椎骨質增生，腰、肩背疼痛多年，膝蓋疼痛，多方求診無效。

檢查後發現患者頸椎錯位、脊椎側彎、第三腰椎間盤突出，右前胸骨有直徑約 5cm 大的隆起突出，俗稱雞胸，髖骨鬆動、外翻。

先以手法矯正以上骨骼問題，再配合五音療法治療。

初診

取穴
二角明穴：徵 783.99Hz-15'
水源穴：徵 783.99Hz-15'

複診

取穴
二角明穴：徵 783.99Hz-15'
肺心穴：徵 783.99Hz-15'
心門穴：徵 392Hz-5'
中白、下白穴：變宮 987.77Hz-5'
療效 疼痛改善，療效佳。

第二次複診

取穴
心門穴：徵 392Hz-14'
中白、下白穴：變宮 987.77Hz-15'

第三次複診

取穴

靈骨、大白穴：商 146.83Hz-15'

九里、七里穴：角 146.83Hz-15'

第四次複診

取穴

重子、重仙：商 293.66Hz-15'

尺澤：商 293.66Hz-15'

中白、下白穴：變宮 987.77Hz-15'

第五次複診

取穴

腕順一、二穴：徵 196Hz-14'

人中：變宮 987.77Hz-14'

承漿：變徵 698.46Hz-14'

第六次複診

取穴

腕順一穴、心門穴：徵 196Hz-7'

中白、下白穴：變宮 987.77Hz-14'

第七～第八次複診

取穴

心門穴：徵 196Hz-13'

中白、下白穴：變宮 987.77Hz-15'

第九次複診

取穴
委中：羽 220Hz-5'
心門穴：徵 196Hz-13'
中白、下白穴：變宮 987.77Hz-13'

第十次複診

取穴
二角明穴：徵 783.99Hz-14'
腎關：宮 130.81Hz-14'

第十一次複診

取穴
腕順一穴：徵 196Hz-14'
人中：變宮 987.77Hz-14'
承漿：變徵 698.46Hz-14'

> 療效 頸椎錯位、腰椎間盤突出、脊椎側彎、膝外翻皆已矯
> 正，右前胸骨隆起突出（俗稱雞胸）也已矯正 80%。
> 頸椎、腰、肩背、膝蓋疼痛消除。

案例六七 脊椎側彎

男，21 歲，學生，因患過敏性鼻炎、脊椎側彎求診，希
望在暑假返回臺灣前治癒。患者有時會背部疼痛，唇帶黑色、
臉色青中帶黑，治療輔以手法矯正脊椎側彎。

治病
就是那麼簡單

初診

取穴

重子、重仙穴：商 146.83Hz-15'

明黃、其黃穴：角 329.63Hz-15'

療效 患者仍在接受五音療法治療之時，已經可見其臉色由青中帶黑漸漸轉為正色白皙。

複診

患者治療後，過敏性鼻炎改善、減少打噴嚏，背部疼痛近乎消除。取穴

重子、重仙穴：商 293.66Hz-15'

明黃、其黃穴：角 329.63Hz-15'

第二次複診

取穴

重子、重仙穴：商 293.66Hz-15'

腎關：宮 130.81Hz-15'

療效 過敏性鼻炎症狀得到改善。

第三次複診

右手顫抖，經檢查發現右甲狀腺稍微腫大。風主木，木主肝，凡是顫抖者病在肝，治療宜治肝。取穴

重子、重仙穴：商 293.66Hz-15'

明黃、其黃穴：角 329.63Hz-15'

療效 手部顫抖消除。

第四次複診

主要症狀為膝蓋疼痛。取穴

肩中穴：徵 392Hz-15'

駟馬穴：宮 261.63Hz-15'

第五次複診

取穴

肩中穴：徵 392Hz-15'

駟馬穴：宮 261.63Hz-15'

療效 過敏性鼻炎痊癒，膝蓋疼痛消除。

第六次複診

患者手又有些輕微顫抖。取穴

明黃、其黃：角 329.63Hz-15'

腎關：宮 130.81Hz-15'

第七～第八次複診

取穴

明黃、其黃穴：角 329.63Hz-15'

腎關、人皇穴：宮 130.81Hz-15'

療效 手部顫抖消除。

第九次複診

取穴

重子、重仙穴：商 293.66Hz-15'

明黃、其黃穴：角 329.63Hz-15'

第十次複診

取穴

駟馬穴：宮 261.63Hz-15'

療效 已沒有任何不適，唇色由黑色轉為粉紅色。

第十一次複診

患者因去旅遊時，走太多路導致膝蓋又疼痛。取穴

肩中穴：徵 392Hz-15'

腎關穴：宮 130.81Hz-15'

療效 膝蓋疼痛消除。

第十二次複診

取穴

肩中、內關穴：徵 392Hz-13'

腎關穴：宮 130.81Hz-13'

第十三～第十四複診

身體已沒有不適。取穴

靈骨、大白穴：商 146.83Hz-15'

腎關：宮 130.81Hz-15'

第十五次複診

取穴

明黃、其黃穴：角 329.63Hz-15'

腎關：宮 130.81Hz-15'

療效 患者初來求診時臉色青中帶黑，經調五臟治療後現臉色已回復正常，初診時唇呈黑色現也轉為粉紅色。腰背疼痛消除、手顫抖消除、過敏性鼻炎痊癒，脊椎側彎也已矯正。

女，50歲，兩周前突然頭痛、氣喘、頭暈欲嘔、左臉麻痹、左肩痛、左腿麻、腰腿痛。西醫給她做了各種檢查後，仍檢查不出什麼問題，服藥後並無多大療效所以前來求診。來診時臉色黑，晦暗無華，眼眶周圍很黑、精神較為緊張。

檢查後發現患者第二頸椎椎間盤輕度突出，因而壓到頸椎神經引起頭痛、頭暈欲嘔、左臉麻痹和肩痛，而腰椎錯位壓神經則引起腰腿麻痛。

以手法矯正患者頸腰骨關節錯位，用五音療法舒肝解鬱、溫陽補氣、補腎、止暈止痛。

初診

取穴

靈骨、火主：商 293.66Hz-9'

陽陵泉：角 329.63Hz-9'

療效 各症改善，臉色晦暗也大為改善，眼眶周圍泛黑退80%。

複診

取穴

靈骨、火主：商 293.66Hz-9'

陽陵泉：角 329.63Hz-9'

療效 面部及腿部麻痹消除，腿有力，左肩及四肢輕鬆。腰疼痛及頭暈改善，只剩餘輕微感覺，精神輕鬆，臉色晦暗及眼眶周圍泛黑退90%。

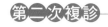

取穴

靈骨、火主：商 293.66Hz-9'

明黃、九里、陽陵泉：角 146.81Hz-9'

療效 諸症痊癒，臉色改善轉為白皙有光澤，眼眶周圍泛黑
消退。

腸胃科疾病

案例六九 腹瀉

　　男，73歲，便溏有一年多，最近兩個月來早晚腹瀉。經中西醫治療後，一直不見改善於是來求診。來診時晚上7點多。

初診

取穴

門金穴：宮 261.63Hz-15'

足三里：宮 130.81Hz-15'

療效 經過第一次治療後，第二天患者大便已大抵成形，第二天作相同的治療，第三天患者告知已經不會腹瀉了。

醫師筆記

　　門金穴是董氏奇穴，屬胃經，位於足部第二蹠骨與第三蹠骨連接部之前陷中，穴深1寸～1寸5分。透過手足陽明經相通，能補氣通大腸，調和肝脾不和，是治療腸胃炎之要穴。足三里是胃經的合土穴，是真土穴，亦是回陽九針之一，四總穴歌曰「肚腹三里留」，兼「合治內腑」，有疏通經絡、調和氣血、理脾健胃之效，治療效能廣泛。該患者便溏多年後，近兩個月來早晚腹瀉，乃土虛水泛，戌時（7～9PM）亦為胃經最弱之時，補土制水，理氣調和肝脾，僅用兩穴即見大效。

案例七十 腹脹

女，26 歲，時值夏天多吃生冷，腹脹欲嘔，身體感到十分不舒適，來診時臉色青白。

初診

取穴
曲陵、靈骨穴：商 293.66Hz-15'
門金、內庭：宮 261.63Hz-15'

療效 腹脹消除，臉色由青改善為白裡帶紅。

醫師筆記

此腹脹為土寒濕所致。門金與內庭倒馬治療腸胃病、腹脹非常有效。曲陵瀉逆氣，靈骨理氣兼有木火兩性，補木生火以燥過濕之土。

皮膚科疾病

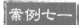 **濕疹**

女，40 歲，主要症狀為全身濕疹，雙手的濕疹特別嚴重，引致手指非常腫脹，手指皮膚有部分呈灰黑色並且有裂開情形。

初診

取穴制污穴刺絡
駟馬穴：宮 261.63Hz-15'

複診

取穴
駟馬穴：宮 261.63Hz-15'
木穴：商 587.33Hz-15'

第二次複診

取穴
制污穴刺絡
駟馬穴：宮 261.63Hz-15'
木穴：商 587.33Hz-15'

第三次複診

經過三次的治療後，濕疹的問題有很大的改善，皮膚裂開的傷口已大抵癒合。取穴
駟馬穴：宮 261.63Hz-15'
木穴：商 587.33Hz-15'

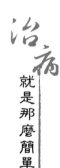

第四次複診

取穴

馴馬穴：宮 261.63Hz-15'

療效 濕疹痊癒。

醫師筆記

　　董氏奇穴之馴馬穴：位於大腿八八部位，垂手中指指尖點向前三寸處取穴。穴深 8 分～ 2 寸 5 分，屬董氏奇穴的肺之總神經，肝之分支神經。主治肋痛、背痛、肺弱、肺病、胸部受打擊後引起之胸背痛、肺機能不夠引起的坐骨神經痛、肋膜炎、鼻炎、耳聾、耳鳴、耳炎、眼發紅、顏面神經麻痺、牛皮癬 *。治療皮膚病非常有效，而且馴馬穴還能肺、心、肝同治。

案例七二　濕疹、落枕

　　女，38 歲，一周前患落枕，至今頸項仍然緊繃疼痛和腰酸，患者因而前來求診。而筆者發現她同時患有嚴重濕疹，在此之前患者一直服用其他診所醫師所開的中藥治療濕疹。手掌呈灰黑色、眼眶周圍大範圍呈黑色。

初診

取穴

重子、重仙穴：商 146.83Hz-15'

療效 經五音療法治療後，頸項、肩部、腰部感覺輕鬆。同時眼眶周圍不再泛黑，灰黑色的手掌也退了九成，濕疹改善，瘀紅色退了一半，患者頻呼療效神奇。

仍有些肩痛。取穴

重子、重仙穴：商 146.83Hz-15' 耳上穴點刺

療效 肩背輕鬆，疼痛消除，濕疹改善。

醫師筆記

　　耳上穴即是耳尖，屬董氏奇穴的肺、腎神經。點刺
治療皮膚病、青春痘的療效很好，失眠者於下午在耳尖
點刺也見成效 *。

案例七三 濕疹

　　男，14 歲，主要症狀為頸、背疼痛、過敏性鼻炎、嚴重
濕疹多年，臉色青白無華。濕疹由幼兒開始經常看西醫治療已
十年左右，西醫每次處方類固醇藥膏外擦用，雖然每次都很快
好，但類固醇的副作用會在體內累積，使他近年濕疹發作時，
情況越來越嚴重，發作頻率也增加。

　　檢查後發現患者濕疹狀況非常嚴重，臉和頸部皮膚緊繃
並脫皮屑，既乾燥又粗糙。臉色青白，唇呈白色。眉稜骨處
特別腫脹凸出，像神話中的海龍王似的，這是類固醇的副作
用之一。

初診

取穴

馴馬穴：宮 261.63Hz-15'

重子、重仙穴：商 146.83Hz-3'

明黃、其黃穴：角 329.63Hz-3'　制污穴點刺

療效 患者皮膚明顯改善變光滑，濕疹減輕。

複診

取穴

馴馬穴：宮 261.63Hz-15'

重子、重仙穴：商 146.83Hz-4'

明黃、其黃：角 329.63Hz-4'

療效 濕疹減輕。

第二次複診

誤用含有稀釋漂白水的水洗臉，洗臉後患者皮膚受到化學物的刺激導致臉紅腫和嚴重皮屑脫落，並且皮膚緊繃使嘴巴幾乎無法自然開合。取穴

制污穴、耳背點刺

解穴：徵 783.99Hz-5'

馴馬穴：宮 261.63Hz-15'

分枝穴：徵 392Hz-5'

療效 病情改善。

接著，患者每二、三天前來治療一次，每次選數穴，再治療
十幾次痊癒。取穴

駟馬穴：宮 261.63Hz-15'

肩中穴：變宮 493.88Hz-15'

明黃、其黃：角 329.63Hz-15'

木穴：商 587.33Hz-15'

重子、重仙穴：商 146.83-15'

解穴、勞宮：徵 783.99Hz-15'

血海：宮 523.25Hz-15'

曲池：商 293.66Hz-15'

四花上穴：宮 130.81Hz-15'

九里穴：角 164.81Hz-15'

耳尖穴、制污穴

療效 治療後皮膚光滑而且濕疹痊癒，過敏性鼻炎也近乎痊
癒。最初來診時臉色呈青白色，治療後臉色已正常，
眉棱骨處腫脹凸出的部位也已消除近乎正常。

案例七四 濕疹

　　女，39歲，雙手濕疹已經發生十天左右，現在十分嚴重，
非常紅腫，手掌和手指的皮膚有部分呈黑色且裂開，頸部及臉
部也有濕疹情形，但狀況比手部輕微。兩天前尋求西醫治療，
給予患者處方消炎藥服用及類固醇藥膏外用。基本上西藥類固
醇藥膏，一般皮膚病塗抹了馬上見效，但如果經常使用，藥的
副作用會在體內累積使皮膚變得越來越薄，以後發作次數也會
越來越頻密，而且會一次比一次更嚴重。因此患者只在病發的
頭三天使用過類固醇藥膏，當她知道該副作用後，就沒有再塗
抹了。

初診

取穴

瀉耳尖、制污穴。

馱馬穴：宮 261.63Hz-15'

木穴：商 587.33Hz-5'

療效 皮膚紅腫即時減輕。

複診

取穴

曲陵：商 293.66Hz-15'

馱馬穴：宮 261.63Hz-15'

木穴：商 587.33Hz-5'

療效 紅腫再減輕，手掌皮膚黑色退淡。

第二次複診

來診時手掌皮膚已經改善很多，手掌腫脹已大抵消除。取穴

曲陵：商 293.66Hz-15'

馱馬穴：宮 261.63Hz-15'

木穴：商 587.33Hz-15'

第三次複診

這次來診時，手掌的皮膚濕疹已改善了九成。取穴

曲陵：商 293.66Hz-15'

木穴：商 587.33Hz-15'

療效 濕疹痊癒，手部皮膚回復光滑。

醫師筆記

制污穴在大姆指背第一節中央線上，四份分，共三穴。刺血治療久年惡瘡、惡瘤開刀後傷口久不收口、皮膚病，非常有效 *。

案例七五 痤瘡

女，38 歲，由於正在為孩子尋找好的學校入讀，感到壓力很大，精神緊張。下巴長痤瘡半年，皮膚粗糙，曾尋求中西醫治療，但情況不見改善。

初診

取穴
耳尖、勞宮：徵 783.99Hz-7'
駟馬穴：宮 261.63Hz-7'
[療效] 皮膚紅、粗糙的問題有所改善。

複診

皮膚改善，顯得光滑，痤瘡減少。取穴
耳背、勞宮：徵 783.99Hz-5'
駟馬穴：宮 261.63Hz-14'
[療效] 痤瘡改善，泛紅之處減輕，頭重頭脹感減輕，感覺舒適。

第二次複診

痤瘡減少，皮膚改善很多。
取穴駟馬穴：宮 261.63Hz-14'
解穴：徵 783.99Hz-5'
[療效] 紅色的痤瘡更加消退減輕、縮小，患者感覺舒適輕鬆。

案例七六 黑斑

　　女，65歲，患者左顴骨處長有約1cm大小黑斑約兩年了，黑斑突然在一、兩天之內擴大到約3cm大，看起來好像撞傷瘀青似的。

初診

取穴

駟馬中、駟馬下穴：宮 261.63Hz-14'

療效 斑塊略為縮小些，顏色退淡些。

複診

取穴

明黃穴、其黃穴：角 329.63Hz-14'

駟馬中、駟馬下穴：宮 261.63Hz-14'

療效 經兩次治療後臉上斑塊退了80%，唯患者認為療效滿意，臉上剩餘的少許斑可以接受，覺得不必理會及再作治療。

醫師筆記

　　此病例應屬血小板低下症。

案例七七 過敏

　　女，25歲，主要症狀為兩周前因感冒服用醫院處方的抗生素，藥物過敏導致臉頸紅腫和長出紅斑。醫生再給予服用抗過敏藥，但不太見效，臉仍然紅腫且滿臉紅斑，感冒則已痊癒。

初診

取穴

分枝穴：徵 392Hz-7'

馴馬穴：宮 261.63Hz-15'

療效 臉上及頸部的紅腫即時消減了一大半，紅斑退淡。

　　用以上的方法，再為患者治療了兩次，患者的臉腫消除，紅斑退，痊癒。

案例七八 過敏

　　女，26歲，主要症狀為兩天前的晚上喝了一杯酒後，酒精過敏引致臉面紅腫，額頭長滿痘痘、又紅又癢。曾服抗敏感西藥，但不太見效故前來求診。

初診

取穴

耳尖點刺，馴馬穴：宮 261.63Hz-15'

療效 皮膚紅腫即時退減一半。

第一～第四次複診

　　再取馴馬穴治療了四次，過敏症狀痊癒。

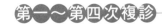

治病就是那麼簡單

恐慌症、憂鬱症

案例七九　恐慌症

　　女，25 歲，主要症狀為眼睛和臉部每二、三天就會發作一次嚴重腫脹，需要馬上服用抗過敏西藥才能消除腫脹，而這種情況已經持續長達十年了。患者曾在醫院做了各種化驗和檢查，都無法檢查出是什麼原因引起的病。在一個多月前，患者做完健身運動後，突然覺得四肢無力，由那時開始，經常出現頭與四肢麻痺，神疲肢倦。口中有異味、喉嚨有怪感、頭暈、頭脹且重，每晚睡覺到了清晨 4、5 點時會醒，便祕、腳底疼痛、右膝疼痛。這次患病，患者花了幾萬元港幣，在醫院再次做了各種化驗和檢查，結果同樣也是無法檢查出是什麼問題和是什麼病。曾到處尋求西醫、中醫、針灸、脊醫、跌打推拿、免疫科醫生……患者幾乎可以說尋求過各個不同專科的醫生治療，非但查不出病因，而且各種治療都毫無療效。患者發病前性格活躍，但現在除了上班之外，常常躲在家裡不願見人，且一句話也不願意說。

初診

檢查患者雙膝髕骨鬆動和外翻，頸椎錯位，輕度脊椎側彎，皮膚敏感，左甲狀腺腫大。筆者認為患者除了骨骼的問題之外，各種內科問題是與精神情緒有關，即是西方醫學所說的「驚恐障礙」。先柔式手法正骨。取穴

腹三針：變徵 698.46Hz-15'

療效　患者經治療後感覺眼睛亮了，視力清楚些。頭部和身體都感覺輕鬆、舒適些，甲狀腺腫大變軟縮小了，當晚睡眠品質改善。

取穴

明黃、其黃穴：角 329.63Hz-15'

通胃、通背穴：宮 523.25Hz-15'

中白、下白穴：徵 783.99Hz-15'

療效 治療中四肢濕疹即得到改善，治療完畢後，患者頭部脹痛已經消除，感覺輕鬆，原本欠佳的臉色現顯得紅潤。

第二次複診

患者原本每天睡覺時，在清晨 4、5 點會醒，經兩次治療後，能夠一覺睡到早上 7：00。身體也沒有以前那麼疲倦，臉腫的次數減少。取穴

明黃、天黃穴：角 329.63Hz-14'

通胃、通背穴：宮 523.25Hz-14'

第三次複診

早晨起來手部已不會麻痺，患者顯得開朗得多，亦較願意開口說話。取穴

中脘：變徵 349.23Hz-3'

明黃、其黃穴：角 329.63Hz-14'

通胃、通背穴：宮 523.25Hz-14'

中白、下白穴：徵 783.99Hz-5'

第四次複診

主要症狀為昨晚四肢有點麻痺感。取穴

明黃、其黃穴：角 329.63Hz-14'

通胃、通背穴：宮 523.25Hz-14'

中白、下白穴：徵 783.99Hz-5'

治病
就是那麼簡單

第五次複診

主要症狀為今天早晨起床時有點頭暈，頭部後方以及四肢有
點麻木的感覺。取穴

靈骨、大白穴：商 146.83Hz-14'

明黃、其黃穴：角 329.63Hz-14'

通胃、通背穴：宮 523.25Hz-7'

療效 感覺良好，麻木感減輕。

第六次複診

眼睛和臉已經完全不會腫了，右膝疼痛痠癒，有點感冒。取穴

三叉二、三叉三穴：變徵 174.61Hz-14'

通腎、通胃穴：宮 523.25Hz-14'

第七次複診

感冒未癒。取穴

三叉二、三叉三穴：變徵 174.61Hz-14'

分金穴：商 293.66Hz-7'

通腎、通胃穴：宮 523.25Hz-14'

療效 身體感覺舒適。

第八次複診

患者睡眠品質良好，手部麻痺感減輕，腳底仍有麻痺感。經
過六次正骨，脊椎側彎已矯正。

第九～第十一次複診

取穴
靈骨：商 146.83Hz-14'
火主：角 329.63Hz-14'
通胃、通背、通山、通天：宮 523.25Hz-9'
療效 身體整體情況較前健壯，手腳已沒有麻痺感。

患者的奶奶為孫女的病情感到焦急，聽朋友介紹說某位中醫師很好，於是來複診前一天帶患者去給那位醫師治療。中醫師給患者頸部做了推拿按摩後，患者左手立即感到麻痺，按其左手掌沒有知覺。這種情況是手法錯誤導致頸椎錯位的結果。

第十二次複診

筆者以柔式手法為患者矯正頸椎錯位。
取穴通胃、通背穴：宮 523.25Hz-15'
療效 左手麻痺即時減輕。

後續十五次複診

療效 患者口中有異味、喉嚨有怪感、頭暈、便祕、腳底疼痛全部痊癒。頭部麻痺感消除，手腳麻痺感好轉 90%，原本沒有知覺的腳趾現已恢復知覺、胸部疼痛大大減輕，長達十年以來每隔二、三天發生一次的眼和臉部嚴重腫脹已痊癒。甲狀腺腫大也縮小，在後續的治療中，甲狀腺腫大已消除。

第二十八次複診

單純性甲狀腺腫大，中醫稱之為「癭」，此病與精神因素頗有相關，例如患者情志鬱結，導致氣機不能疏暢而阻塞，痰濕瘀凝經絡所致。但筆者認為這往往也同時與頸椎錯位導致經絡不通有關，當矯正頸椎錯位後，甲狀腺腫大即時縮小的案例在臨床中經常可見。

治病
就是那麼簡單

後續十八次複診

取穴

靈骨、大白穴：商 146.83Hz-14'

明黃、其黃穴：角 329.63Hz-14'

腎關、人皇穴：宮 130.81Hz-14'

通腎、通胃、通背、通關、通山穴：宮 523.25Hz-14'

火主：角 329.63Hz-14'

木斗、木留穴：角 329.63Hz-14'

療效 每次按當時情況取數穴配伍，總共治療三個月，痊癒。

醫師筆記

　　情緒病是比較不容易治療的病，治療需要較長的時間。患者能在短短三個月治好，與病人的合作及治療的頻密度高頗為關鍵。

　　由於患者換了新工作，工作十分忙。患者認為病好了，沒有再來做鞏固治療。其實這樣不太好，不澈底鞏固治療，病很容易復發。

　　三叉三穴是董氏奇穴，位於手背第四與第五指縫接合處，一針透六穴，穴深 1 寸～ 1 寸 8 分貼筋貼骨。肝主筋，腎主骨，腎與三焦通，可以說是脾肝腎皆治，也是治療五官科要穴，並可以治療全身的病，治療感冒也非常有效。

女，29 歲，患者來診時臉色萎黃。主要症狀為頸、肩、背部疼痛及膝腫痛，久站腿無力，眼皮下垂，皮膚粗糙毛孔粗大，輕度過敏性鼻炎，頭暈，頸轉動時頭暈更甚。心率過快，每分鐘 98 ～ 102 次，每當處身於空氣差或人多的地方即頭暈欲嘔。精神欠佳，倦怠欲臥，中午不小睡一會，精神體力則無法支持下午的工作或學習（按：在繁忙的香港，需要上班的人都不可能有午睡的習慣）。患者以往在冬天時，會因身體感覺十分寒冷而無法入眠。觀患者進診所時見她一臉惶恐，在此之前曾尋求西醫、脊醫治療了數十次，只有頭暈肩背疼痛有略為減輕一點點，其他情況仍如上毫無改善。

初診

患者因腰背疼痛求診，檢查患有脊椎側彎，診斷病人同時患有恐慌症。治療以柔式手法矯正脊椎側彎及髖骨錯位，主要用穴有

靈骨、大白穴：商 146.83Hz-15'
重子、重仙穴：商 293.66Hz-15'
曲池：商 293.66Hz-15'
內關、地宗：徵 392Hz-15'
腎關：宮 130.81Hz-15'
心門穴、肩中穴：徵 392Hz-15'
駟馬穴：宮 261.63Hz-15'
明黃、其黃穴：角 329.63Hz-15 等。

每次應當時情況選四至六穴配伍治療。

療效 經過第一個療程十次的治療後，恐慌症已好了九成，在空氣差或人多的地方已不會頭暈欲嘔。精神飽滿，中午不需要小睡也能應付下午的工作了。初診時臉色

土黃，現在臉色白裡帶紅，毛孔縮小，皮膚改善變光滑，過敏性鼻炎痊癒，眼皮下垂消除。睡眠品質佳，冬天已不會再因天氣寒冷而無法入眠。頸、肩、背、膝疼痛也減輕很多，心律大抵正常。

　　再經第二個療程治療，恐慌症及各症痊癒，整個人顯得比以前美麗精神得多。

案例八一 憂鬱症、恐慌症

　　男 45 歲，患憂鬱症、恐慌症十年。經由西醫長達十年的治療，西藥已經用到最大的劑量，其間也看了不少中醫，服中藥或針灸，均無法治癒。恐慌症每天都會發作一至二次，當發作時就得馬上服鎮定劑，要不然的話，患者說恐慌症發作會一發不可收拾。

　　患者初來診時精神顯得十分緊張惶恐，臉色很青、下眼眶至額頭顏色則呈青黑色，印堂顏色呈瘀黑色，聲音、整個身體都在顫抖，雙手更不停地抖得很厲害。頸背疼痛、頭痛、下肢厥冷，腳底如冰。

初診

取穴

靈骨：商 146.83Hz-15'

火主：角 329.63Hz-15'

療效 人顯得平靜，手近乎不抖了，頭痛、頸背疼痛減輕。

複診

疼痛減輕,右頸仍有點疼痛,顫抖好八成,仍然覺得恐慌。
取穴
靈骨:商 146.83Hz-15'
火主:角 329.63Hz-15'
重子、重仙穴:商 146.83Hz-15'

第二次複診

手仍有一點顫抖。取穴
天黃、其黃穴:角 329.63Hz-14'
靈骨:商 146.83Hz-15'
通關、通山:宮 523.25Hz-14'
火主:角 329.63Hz-15'
療效 臉上灰色漸退些,顫抖減輕。

第三次複診

取穴
水曲:角 329.63Hz-15'
肺心穴:徵 783.99Hz-15'
鎮靜、足臨泣、足竅陰刺絡
療效 頭部感覺輕鬆,額頭黑色消退。

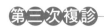

因患者病情十分嚴重，筆者要求病人治療的頭兩個月每周治療六天。由於在本診所治療的療效比患者之前的各種治療，前所未有地見效，病人因此十分配合治療。主要選用穴組有

一、靈骨：商 146.83Hz-15'、火主：角 329.63Hz-15'

二、心常、間使、內關、肝門

三、火主、火菊、通天、膽穴

四、火主、內關、三叉三穴

隨症加：鎮靜、蠡、腎關穴，必要時加商陽、大敦刺絡。

療效　治療五星期後，患者已經沒有恐慌的感覺了，其後偶爾發生一、兩次輕微的恐慌感，但也不需要再服用鎮定劑了，同時並減少了服用的抗抑鬱西藥之藥量。經五音療法治療兩個半月後，患者已經完全沒有驚恐及抑鬱的感覺，人顯得平靜。青黑的臉色已經轉為正常，白裡透紅，下肢厥冷消除、腳底由冰冷轉為暖和。

治療相隔的時間，則由開始的頭兩個月每星期六次，再減少為每星期三次，最後再減為每星期二次。

由於患者十年來一直不停地服用了治療恐慌症及抑鬱症的西藥，雖然西藥治不好他的病，但由於患者長年對西藥十分倚賴的關係，他在本診所治療病情得到改善時，患者只敢減西藥的藥量，卻仍不敢停服西藥。每次經五音療法治療後手馬上不再顫抖，但回去一服西藥又有輕微的顫抖，這是藥物的副作用之一。長期服用藥物帶來的副作用及毒性加重了治療的難度，也加長了治療的時間。患者十年來尋求中西醫治療其極嚴重的恐慌症及抑鬱症皆不果，筆者則用一年時間把他治癒。如果患者在本診所治療期間能停服西藥，就不會帶來那麼多副作用，治癒的時間也肯定不需那麼長。

婦科、泌尿科疾病

案例八二 痛經

女，25 歲，主要症狀為痛經多年，月經來時的第一天腹部非常疼痛，大約持續疼痛一個多小時，疼痛程度之甚令她出冷汗及休克約十數秒。曾尋求西醫治療多年無效，每次痛經都需服止痛藥，月經周期 40 天。

初診

取穴
人皇：宮 261.63Hz-15'
門金、內庭倒馬：宮 261.63Hz-15'

複診

兩星期後用穴同一診，五天後月經來潮，痛經減輕 50%。

第二次複診

月經期間感覺頭暈，右十二肋下疼痛。取穴
靈骨、大白穴：商 146.83Hz-15'
火主、門金穴：角 329.63Hz-15'
療效 肋下疼痛減輕，頭暈減輕，精神改善。

患者之後由於斷斷續續一至兩星期才來一次，甚至隔了四、五星期才來治療。所以完成治療的時間和次數反被拖長了，約 4 個療程左右，主要用穴有婦科穴、還巢穴、門金穴、腎關穴等。患者月經周期由 40 天修正為 30 天，月經正常基本上已不會痛經。

醫師筆記

　　婦科穴，位於董氏奇穴一一部位，大姆指第一節中央線外側旁開三分，三份分共二穴，穴深 2 分～ 3 分。屬董氏奇穴之橈神經、正中神經、子宮神經 *。本穴為婦科主要用穴，療效顯著。除了配還巢穴治療不孕症有效，配門金穴治療痛經也極為有效。筆者治療多例痛經者，治療後都馬上消除痛經，其中有一例患者每次月經來潮都非常疼痛，曾經疼痛得需要叫救護車送醫院，筆者在治療其他病症時順帶用婦科穴幫她治療痛經，連續治療幾次就好了。

案例八三 月經遲來

　　女，29 歲，主要症狀為月經遲了好幾天還沒來，來診時仍完全沒有月經將至的感覺。

初診

取穴

婦科穴：商 587.33Hz-15'
還巢穴：徵 789.99Hz-15'

療效 約 10 分鐘月經即至。

月經遲來

　　女，25 歲，主要症狀為月經不調，月經遲了十天還沒來。睡眠欠佳。臉色青白無華，六脈皆沉弱。經朋友介紹來求診。

初診

取穴

婦科穴：商 587.33Hz-15'

腎關：宮 130.81Hz-15'

療效 臉色改善，沒再複診。

　　兩個月後，剛好介紹她求診的朋友來看病，筆者順帶問她上次那位朋友治療後情況如何？回答告知朋友經過五音療法治療後，當晚月事即來，睡眠不錯。

 經期過長

　　女，40 歲，主要症狀為月經以往正常，但這個月的月經來了已經兩星期仍未停止。

初診

取穴

婦科穴：商 587.33Hz-15'

療效 數日後，患者告知治療後第二天經血即止。

治病
就是那麼簡單

案例八六 尿道炎

女，37歲，主要症狀為在短期內患尿道炎三次，經西醫治療不癒。有尿頻、尿道不適感。

初診

取穴

馬金水：宮 523.25Hz-15'

下三皇：宮 130.81Hz-15'

療效 尿道炎症狀即感到得以紓緩。

複診

取穴

馬快水、六快穴：宮 523.25Hz-15'

療效 比之前感覺舒適些。

第二次複診

取穴

馬快水、六快穴：宮 523.25Hz-15'

腎關、人皇：宮 130.81Hz-5'

療效 尿道炎症狀即時感覺得到紓緩。

第三次複診

患者經三次治療後，除了早上第一次小便及偶爾小便後有輕微不適感之外，基本上已無不適，尿頻減少，精神好轉。過去月經來時會腹痛，希望能一併治療。取穴

馬快水、六快穴：宮 523.25Hz-15'

火硬穴、門金穴：宮 261.63Hz-15'

第四次複診

尿道炎症狀已消除，左腹痛。取穴

馬快水：宮 523.25Hz-12'

婦科穴：商 587.33Hz-8'

腎關、人皇：宮 130.81Hz-8'

療效 腹痛消除。

第五次複診

取穴

六快穴：宮 523.25Hz-12'

腎關：宮 130.81Hz-6'

療效 尿道炎痊癒。

醫師筆記

　　馬快水位於外眼角直下至顴骨下緣下四分，穴深
1 分～ 3 分寸，屬董氏奇穴之腎神經、膀胱神經。主治
膀胱結石、膀胱炎、小便頻數、腰脊椎骨痛、鼻炎 *。
與上四分的馬金水倒馬並用，治療腎結石及膀胱結石效
果很好。筆者在臨床中常用來治療尿道炎和膀胱炎，療
效顯著。

治病
就是那麼簡單

案例八七 尿道炎

女，31 歲，尿道炎，主要症狀為尿頻尿急，尿道感覺很不舒適，腰部酸痛。

初診

取穴
馬金水：宮 523.25Hz-15'
腎關、人皇：宮 130.81Hz-15'
療效 尿道不舒適感得以紓緩。

複診

治療同上，治療後尿頻尿急、尿道不舒適感消除。

第二次複診

來診時已經沒有尿道炎的症狀，複診時正值經期，痛經腹脹。
取穴
婦科穴：商 587.33Hz-15'
門金穴、腎關：宮 261.63Hz-15'
療效 痛經腹脹消除，尿道炎痊癒。

其他

 感冒

女，58 歲，近日偶感風寒，感冒頭痛。

初診

取穴
靈骨、大白：商 146.83Hz-12'
三叉三穴：變徵 174.61Hz-7'
九里、七里穴：角 146.83Hz-7'

複診

取穴
靈骨、大白：商 146.83Hz-12'
三叉三穴：變徵 174.61Hz-7'
九里、七里：角 146.83Hz-7'
療效 感冒、頭痛痊癒。

治病
就是那麼簡單

 感冒

女，24 歲，一周前患感冒，經西醫治療服藥一星期，感冒不見好轉反而病情加重。尤其流鼻涕、鼻塞、喉嚨腫痛、咳嗽十分嚴重。她的男朋友是筆者的病人，有見如此，帶她來診。

初診

取穴

分金穴：商 587.33Hz-15'

曲陵：商 293.66Hz-15'

木穴：商 587.33Hz-9'

水金：宮 523.25Hz-9' 瀉少商、商陽

療效 治療中感冒症狀已感到減輕很多，不再流鼻涕、鼻塞、喉嚨疼痛減輕、咳嗽減少。囑服小青龍三天。

兩天後電話跟進，已經痊癒。

醫師筆記

　　現代的社會環境，由於室內大部分有空調，因此室內外溫差很大，往往會影響感冒的治療。患十分嚴重的感冒卻又無法每天前來接受治療的病人，建議同時服用點中藥或是加貼耳穴，可更快治癒，令病情不至反覆。

案例九十 感冒

　　男，23 歲，三天前感冒發燒 39 度，有服用西藥退燒，但來診時體溫仍 38.5 度未曾退燒，其他症狀有汗出、惡寒、納差、關節疼痛、十分疲倦。

取穴

瀉感冒三穴，大白、分金：商 293.66Hz-15'

曲池：商 293.66Hz-15'

三叉三穴、門金穴：徵 196Hz-15'

療效 身體感覺舒適了很多，告知患者，大概 2 ～ 3 小時後
會退燒。

第二天電話隨訪，患者告知他在完成五音療法治療後，當晚已完全退燒，第二天感冒痊癒。

案例九一 感冒

女，21 歲，主要症狀為感冒，來診時發燒，體溫 37.7 度，腹痛且欲嘔。

初診

取穴

分金穴、曲陵、大白穴：商 293.66Hz-15'

門金、腸門穴：徵 392Hz-15'

療效 身體感覺舒適很多，15 分鐘後燒退，體溫 37 度，腹部
疼痛消除，要用力按腹部時才有一點疼痛。

複診

腹痛消除，仍有點欲嘔的感覺。取穴

分金穴：商 293.66Hz-15'

四花上穴：宮 130.81Hz-15'

內關：徵 392Hz-5'

療效 諸症消除感冒痊癒。

醫師筆記

用五音療法治療感冒，最大的特點是「病」基本上不需要分寒熱性質來治療，因為穴位可以起雙向調整的作用，有異病同治的優點和特點。

案例九二 感冒

男，21 歲，症狀為感冒、喉嚨疼痛、咳嗽、流鼻涕、神疲肢倦無力。患者是位大學生，也是位跨欄運動員，第二天要參加大學生運動會跨欄比賽。他擔心感冒引起的身體不適會影響比賽成績，求診時要求盡快治好感冒，以便第二天參加運動會。

初診

先在少商、商陽點刺，喉嚨疼痛馬上消除了三分之二。取穴分金穴、土水二穴：商 293.66Hz-15'

療效 經 15 分鐘的治療後，感冒減輕很多。

複診

隔天早上再診，喉嚨疼痛已消除，但還有一點鼻水和一、兩聲咳嗽，主要症狀為四肢無力。
筆者說：「好，現在就幫助你恢復體力。」
取穴三叉三穴：變徵 174.61Hz-15'
木穴：商 587.33Hz-15'
鼻翼穴：523.25 宮 Hz-15'

療效 治療完畢後，病人站起來很高興地說：「我現在沒有病了！四肢有力了！」他參加當晚的大學生運動會跨欄比賽，得到了第一名。

心律不整

男，28 歲，主要症狀為有時候會心悸，心律不整及過快，心率每分鐘 92 次。

初診

取穴
心常穴：徵 789.99Hz-15'
通關、通山穴：徵 789.99Hz-15'
療效 心率降低為每分鐘 70 次，心律不整及心悸感消除。

醫師筆記

心常穴，位於陰掌中指第一節之中線外開 2 分，3
份分，共二穴，穴深 1 分～ 2 分。屬董氏奇穴之脾神經、
心神經，主治心悸、心臟病、心臟性之風濕病、心率
過速、心律不整＊。

疑難雜症

案例九四

女，77 歲，主要症狀為頭痛、胸悶、噯氣，舌乾口苦，髖骨痛。

初診

取穴

中間穴、木穴：商 587.33Hz-15'

通關：宮 523.25Hz-15'

靈骨、大白穴：商 293.66Hz-15'

九里：角 329.63Hz-15'

療效 頭痛痊癒，胸悶、噯氣，舌乾口苦大為改善，髖骨痛好了九成。

複診

頭有點暈，仍有些胸悶、噯氣，口苦。取穴

內關、三叉三：徵 392Hz-15'

曲池：商 587.33Hz-15'

通山：宮 523.25Hz-15'

中白：變徵 698.46Hz-15'

木穴：商 587.33Hz-15'

療效 頭暈、口苦大為改善，胸悶、噯氣消除，髖骨痛痊癒。過幾天，其女兒來找筆者看病時，告知老人家諸症已經痊癒。

女，66 歲，主要症狀為左手中指、無名指、小指不由自主地顫抖。肝屬木主風，凡是顫抖者病在肝，宜治肝。

初診

取穴

明黃、其黃穴：角 329.63Hz-15'

療效 治療不到 2 分鐘，手部顫抖改善九成。

兩天後，以上述方法再治療一次後痊癒。

男，68 歲，中醫師，有高血壓，主要症狀為長期多痰，自我治療及曾經由其他醫師治療均無效。來診時喉嚨痰音不絕，要求治痰。

初診

取穴

豐隆：宮 130.81Hz-15'

療效 喉嚨的痰音即時消除。

複診

主要症狀為昨晚夜間仍有少許痰。取穴

豐隆：宮 130.81Hz-15'

療效 痰基本上已消除。

治病就是那麼簡單

囑咐患者不必複診，若還有少許痰，可用瘦肉煲川貝、北杏、鱷魚肉、蛤蚧服用就可以了，這食療對咳嗽、哮喘、去痰很有效。

醫師筆記

胃經的絡穴豐隆穴，於外踝尖前緣與犢鼻聯線的二分之一的地方，穴深 5 分～1 寸 5 分。豐隆穴為痰之樞紐，治痰當然十分有效。

＊注意：患有高血壓者不建議使用五音音頻療法，如果使用切記音頻輸入強度要盡量低，不能太大。

案例九七

男，60 歲，多年前曾患鼻咽癌，做過手術及電療，導致說話口齒不清，耳聾（患者懂些唇語，需要對方講話慢一點），右眼長期只能睜開一條縫，偶爾能睜開幾秒鐘。在香港的廣 X 醫院接受專科治療。醫院給予患者每天服用的藥物有甲狀腺藥、類固醇、降血壓藥。因其背部非常不舒適，經中西醫治療均無效，痛苦難忍前來求診。

患者初來求診時，他所有的談話筆者只能十分勉強地聽懂其中幾個字，就是「非常不舒服」。然而患者到底哪裡不舒適，卻得靠身體語言來表達。患者用他的身體語言告訴筆者，他背部不舒服得要靠磨牆角來紓緩。他再拿出一張紙，上面寫著他現在服用的西藥名。至於身體有什麼其他不舒適和病史，以及

在醫院的檢查結果和診斷都無從詢問。面對這個情況，筆者當時真的是「倒抽一口涼氣」。觀察到患者的手掌指肥大，明顯是腦下垂體異常的特徵。

初診

取穴
重子、重仙穴：商 146.83Hz-14'
腎關穴：宮 130.81Hz-10'
三叉三穴：徵 196Hz-5'
療效 感覺舒適些，右眼能睜大，但能睜大眼睛的時間不長。

複診

取穴
重子、重仙穴：商 146.83Hz-14'
委中：羽 220Hz-7'
腎關穴：宮 130.81Hz-14'
三叉三穴：徵 196Hz-5'
療效 患者身體感覺很舒適，講話較初診時清晰。

第二次複診

患者後腦有瘀斑，此乃中風先兆，總樞穴刺絡。取穴
委中：羽 220Hz-7'
三叉一、三叉三穴：徵 196Hz-5'
上瘤穴：羽 880Hz-7'
三重穴：角 164.81Hz-7'
療效 已經沒有什麼不適的感覺，講話較初診時清楚，後腦的瘀紅色斑退淡。

治病
就是那麼簡單

第三次複診

取穴

委中：羽 220Hz-7'

上瘤穴：羽 880Hz-7'

三叉三穴：徵 196Hz-7'

腎關：宮 130.81Hz-7'

靈骨、大白穴：商 146.83Hz-7'

療效 經治療後，右眼能睜大許多，患者說自己沒到筆者這裡治療前，他走半小時的路就已經很累，現在走兩小時的遠路也不會覺得累。

第四次複診

取穴

委中：羽 220Hz-9'

上瘤穴：羽 880Hz-9'

中白、下白穴：變宮 987.77Hz-15'

火主穴：角 164.81Hz-9'

療效 原本長期睜不開的右眼，現在睜開時比左眼還大，右眼雖仍然時而能夠睜得大，時而睜不大，但能睜大的時間較以前更多和更長了，患者右眼的不適感已大為減輕。

第五次複診

後腦仍有少許中風先兆的瘀斑，總樞穴刺絡。取穴

委中：羽 220Hz-5'

三重穴：角 164.81Hz-11'

三叉二、三叉三穴：徵 196Hz-11'

療效 中風前兆的紅色瘀斑清退，而經過 6 次治療，患者講話發音已清楚了很多，筆者現在已經能夠聽明白患者

談話內容的 70% 了。他告訴筆者，經過兩次的治療後，背部的嚴重不適完全消失。原本患者未來本處接受治療之前，有腳跟痛的問題，現也痊癒了；原他亦有便祕的困擾，現排便已恢復正常。而且右眼能間歇性地睜大許多，整個身體現在完全沒有任何不舒適的感覺。

筆者告訴患者，他腦下垂體可能長有瘤或其他東西。患者由於前段時候說話口齒十分不清，加上耳聾，到醫院看病的時候沒辦法與醫生溝通，他無法知道自己最近腦下垂體的檢查結果。不過他告訴筆者，大約二十年前曾檢查出腦下垂體長有水囊。

患者經幾次的治療後，身體已經完全沒有任何不舒適的感覺，再來治療了兩次，就沒有再複診了。因此筆者不能夠繼續為他治療腦下垂體病變，這是很可惜的事。

醫師筆記

本案例的患者背部有難以言喻的極不舒適的感覺，這並非由表層皮膚引起，而是由內部臟器所致。屬於中醫淫癢、沉重、酸懶之範疇，而淫癢、沉重、酸懶不除，其病難治。患者的病因主要在腦下垂體病變，病史已超過二十多年，不僅是久病及腎，可以說五臟六腑皆有責。治療時需標本並治，腎關補腎，三叉三穴透過腎與三焦通，脾肝腎同調。「諸痛癢瘡，皆屬於心」，三叉二穴治心，重子、重仙穴治肺。上瘤穴、三重穴治病的根源，治療後只要腦下垂體長的瘤或水囊縮小，不壓迫到神經，諸種症狀即可得以緩解。

上瘤穴，在足底後前緣正中央，針深不能超過 5 分。位於董氏奇穴五五部位，屬後腦（小腦）總神經。主治腦瘤、腦積水、小腦痛、腦神經痛、腦震盪、腦癌、體弱 *。

筆者在臨床中用作治療腦部病變非常有效。

案例九八

女，40餘歲，主要症狀為十天前喝了果汁後，覺得有異狀，第二天右腳開始腫痛至今已經十天了。經中西醫診斷為食物中毒，服中西藥、針灸醫治了十天均沒有明顯的療效，故前來求診。

來診時發現腳腫至看不見內外踝骨，而且輕輕觸摸患處都會感到非常疼痛。

筆者認為此病案並不是食物中毒，是心腎出現問題所導致，「諸痛癢瘡，皆屬於心」，而下肢水腫多與腎有關，從心腎論治。

初診

取穴瀉委中
通腎、通胃、通關、通山穴：宮 523.25Hz-14'
療效 疼痛減輕，腳腫消減約 2/5。

複診

取穴九里、七里穴：角 164.81Hz-14'
通腎、通胃穴：宮 523.25Hz-14'
療效 患者的腳原本輕輕觸摸都會非常疼痛，治療後腳痛減輕。現按下去只感覺到輕微的疼痛，腳腫消退約四分之三。

第二次複診

取穴

通腎、通胃穴：宮 523.25Hz-14'

小節穴：商 146.83Hz-14'

八卦療法：角 329.63Hz-4'

療效 疼痛減輕，腳腫消除約 95%，腳踝處仍有輕微腫痛。

第三次複診

取穴

九里、水曲穴：角 329.63Hz-14'

通腎、通胃穴：宮 523.25Hz-14'

療效 腳痛大為減輕。

第四次複診

取穴

九里穴：角 329.63Hz-14'

通腎、通胃穴：宮 523.25Hz-14'

療效 經治療後腳痛消除。

第五次複診

患者因腳痛差不多痊癒了，於是走多了路，結果腳又有些腫痛。臨床上常見病人在腳痛改善的時候，常常不知不覺走多了路，導致病情反覆的情況屢見不鮮。所以治療過程中，保養得當是很重要的一環。取穴

水曲穴：角 329.63Hz-14'

小節穴：商 146.83Hz-14'

通腎、通胃穴：宮 523.25Hz-14'

取以上等穴再治療幾次，痊癒。

醫師筆記

通關、通山、通天穴，位於董氏奇穴之八八部位，屬董氏奇穴之心之總神經。通關在膝蓋橫紋上五寸之大腿正中線上，通山穴在通關穴上二寸，上四寸是通天穴。主治心臟病、心臟性的風濕病、頭暈、眼花、心跳、胃病、四肢疼痛、腦貧血、下肢水腫*。

八八部位的通腎、通胃、通背，屬董氏奇穴的腎之神經，為治腎要穴。

心主夏，時值夏季六月，本案選穴應董景昌公之「春選上三黃，夏選通關、通山、通天，秋選駟馬，冬選下三皇」的治療時間學說。通關、通山、通天穴，臨床治療由心臟所引起的各種病變非常有效。

案例九九

男，62 歲，荷蘭華僑。荷蘭的西醫診斷他患有罕見的進行性上眼神經核麻痺症，6 年來西醫、中醫的醫治均無效，病情每況愈下。來診時口齒不清，身體無法平衡導致行動不便。唇呈黑色，尿頻，夜間每隔一個多小時需要小便一次。

來診時筆者觀患者天門已開，告知家屬回天乏術，無法治癒。唯有盡量幫助病人減輕症狀，首先減少夜尿，改善生活品質，同時讓照顧他的太太晚上也能好好休息。家屬聽後十分同意，平靜地告知筆者，在此之前荷蘭的醫生已經告訴他們，要有心理準備，患者隨時可能離開人世，但他太太總希望有奇蹟出現。

初診

取穴

腎關、人皇穴：宮 130.81Hz-15'

木斗、木留：角 329.63Hz-9'

複診

患者原本夜間每隔一個多小時小便一次，經上次治療後現夜間只小便一次。

察其後頸部有紅色瘀斑，此為中風先兆。取穴

腎關、人皇穴：宮 130.81Hz-15'

木斗、木留：角 329.63Hz-9'

總樞穴、大椎穴、燃谷刺絡。

第二次複診

經上次治療後，後頸部有紅色瘀斑褪 90%，解除了中風的威脅。取穴

正會、前會：變宮 987.77Hz-15'

三重穴：角 164.81Hz-15'

療效 前額的暗黑色消退。

第三次複診

取穴

腎關、人皇穴：宮 130.81Hz-15'

靈骨、大白：商 146.83Hz-15'

療效 患者覺得舒適些，黑色的嘴唇轉為淺暗紅色。

筆者觀察到患者打開的天門已比初來診時關閉了一些，這表示病情有所好轉。不日，患者返回荷蘭。

醫師筆記

　　位於六六部位的木留穴在第三蹠骨與第四蹠骨連接部次前陷中，穴深 1 寸～ 1 寸 5 分。主治白血球症、脾腫大、消化不良、肝病、疲勞、膽病、小兒麻痺、中指、無名指痛及伸縮不靈。配合對木留穴前一寸五分的木斗穴，穴深 5 分～ 1 寸，舒肝調木，治氣血不暢的全身麻木頗有效。

案例一百

　　女，31 歲，形體消瘦，脊椎側彎 16 度，因腰背疼痛求診。來診時發現患者講每句話都有口吃的現象，尿頻，5 ～ 10 分鐘就要上一次廁所，但並無尿路感染的其他症狀。

　　筆者問病人：「有濫藥嗎？」

　　患者聞言有點驚愕，答：「沒有。」

　　長期有濫藥的人，久而久之藥物的毒性會使膀胱縮小，因為俗稱 K 他命的氯胺酮，代謝物是由腎臟排出，會直接毒害泌尿上皮，膀胱因長時間接觸尿液，最容易受損、結疤及容積縮小。濫用藥物對膀胱、腎臟、肝臟及心臟等皆會造成嚴重的破壞。

先以柔式手法正骨，矯正脊椎側彎。取穴

重子、重仙穴：商 293.66Hz-15'

腎關穴：宮 130.81Hz-15'

療效 患者感覺脊椎骨骼矯正了很多，尿頻改善，腰背疼痛
減輕很多。

治療同一診。

療效 尿頻減少，原本上廁所時有尿意但無小便，現完全改
善，腰背疼痛減輕很多。

第二次複診

主要症狀為右腳踝腫痛，有飛蚊症。手法正骨，矯正脊椎側
彎。右腳踝腫痛在手法矯正關節錯位後，腳踝腫褪。取穴

中白、下白穴：徵 783.99Hz-15'

明黃、其黃穴：角 329.63Hz-15'

療效 當尚在五音療法治療中的時候，筆者與患者傾談時，
驚訝地發覺患者初來診時講每句話都有嚴重的口吃問
題，但現在說話時居然一句口吃也沒有了！每句話都
能十分順暢流利地說出，因此筆者可以肯定，患者的
口吃不是與生俱來的。另外，患者飛蚊症減輕，腳踝
腫痛消除，脊椎側彎也矯正不少，但其實還沒有完全
矯正過來，不過病人自己覺得脊椎側彎已矯正，不適
的感覺沒了，也就沒有再來治療。

　　肝藏血、主筋、主疏泄，肝屬木，木喜條達，木主風，凡是震顫的病都與風有關，與肝與木有關。現代的人情志受生活、工作緊張所影響，很多病變都與肝有關，因此疏肝理氣非常重要。取類比象，這個病例的口吃現象，我們可以引伸為震顫的病、風的病。董氏奇穴之天黃、明黃、其黃穴統稱上三黃，治療肝木引起的各種病症，非常有效，筆者臨床上也常用來治療由五臟之肝所引起的各種病變。脊椎有問題的病人上三黃處大多數有壓痛，因此病症除壓痛也會消除。

治病，就是這麼簡單

五音療法與董氏奇穴的絕妙搭配

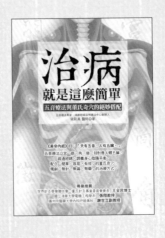

作　　者：梁斯真

發 行 人：林敬彬
主　　編：楊安瑜
副 主 編：黃谷光
責任編輯：黃谷光
內頁編排：吳海妘
封面設計：高鍾琪
編輯協力：陳于雯、曾國堯

出　　版：大都會文化事業有限公司
發　　行：大都會文化事業有限公司
　　　　　11051 台北市信義區基隆路一段 432 號 4 樓之 9
　　　　　讀者服務專線：（02）27235216
　　　　　讀者服務傳真：（02）27235220
　　　　　電子郵件信箱：metro@ms21.hinet.net
　　　　　網　　　址：www.metrobook.com.tw
郵政劃撥：14050529 大都會文化事業有限公司
出版日期：2016 年 09 月 初版一刷
定　　價：320 元
Ｉ Ｓ Ｂ Ｎ：978-986-5719-85-2
書　　號：Health⁺94

First published in Taiwan in 2016 by Metropolitan Culture Enterprise Co., Ltd.
Copyright © 2016 by Metropolitan Culture Enterprise Co., Ltd.

4F-9, Double Hero Bldg., 432, Keelung Rd., Sec. 1, Taipei 11051, Taiwan
Tel: +886-2-2723-5216　Fax: +886-2-2723-5220
Web-site: www.metrobook.com.tw
E-mail: metro@ms21.hinet.net

國家圖書館出版品預行編目（CIP）資料

治病，就是這麼簡單：五音療法與董氏奇穴的絕妙搭配 /
梁斯真著. -- 初版. -- 臺北市：大都會文化，2016.09
224 面；17x23 公分. --
ISBN 978-986-5719-85-2（平裝）

1. 穴位療法 2. 中醫治療學

413.915　　　　　　　　　　　　　　　　105013378